Docteur T. CASTRILLÓN. T.

DE LA LÈPRE

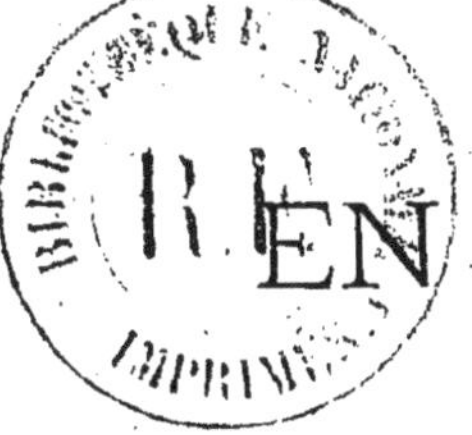

EN COLOMBIE

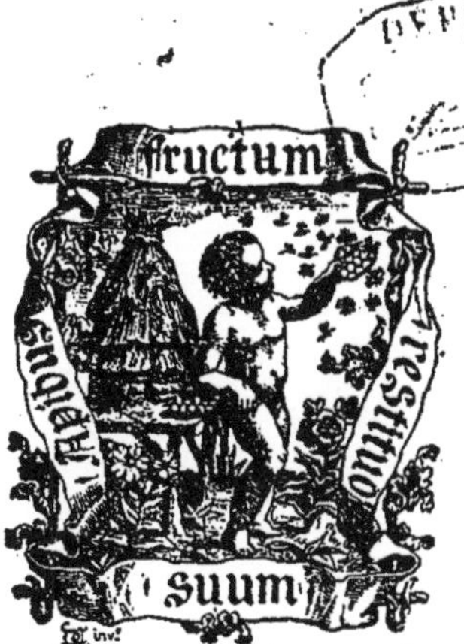

PARIS

SOCIÉTÉ D'ÉDITIONS SCIENTIFIQUES

PLACE DE L'ÉCOLE DE MÉDECINE

4, Rue Antoine-Dubois, 4

1898

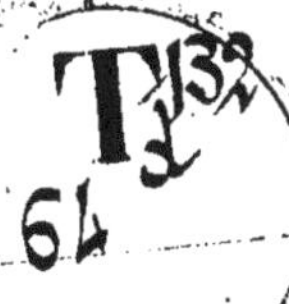

DE LA LÈPRE EN COLOMBIE

DU MÊME AUTEUR

« Un caso de muerte en el curso de una estomatitis ulcero-membranosa ». — Revista medica de Bogotá, 1889.

« El lado iz quierdo como causa predisponente ». — Revista medica de Bogotá, 1890.

« El BACILLUS de Koch a veces simula un aneurisma ». — Revista medica de Bogotá, 1891.

« Contrabución al estudio de la Anestesia en las alturas. Contraindicaciones del Chloroformo en la altiplanicie de Bogotá ». — Fesis para el doctorado en Medicina y Cirugia, Facultuo de Bogotá, 1891.

Observaciones sobre la acción del aceite de caparrapi en el tratamiento de las úlceras atónicas. — En la Fesis del Dr P. P. Nates.

Varins casos de blenorragia tratados por el sulfato de zinc en ingecciones. Observaciones tomadas en el Hospital militar de Bogotá. — En la Fesis del Dr Julio Ferron.

« Contribución al estudio de la Geografía medica ». — Anales de la Academia National de Medicina. Bogotá, 1894.

Docteur T. CASTRILLÓN T.

DE LA LÈPRE

EN COLOMBIE

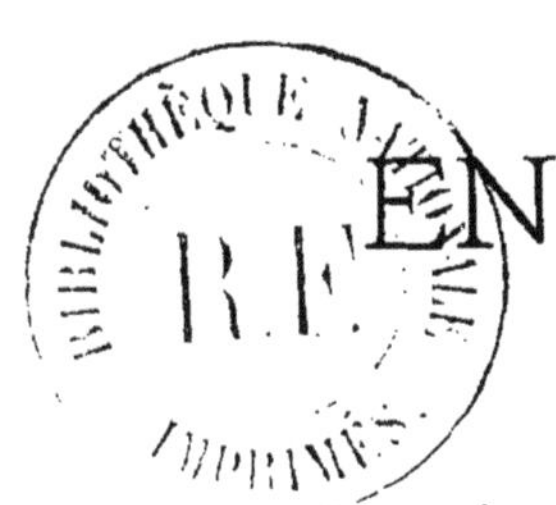

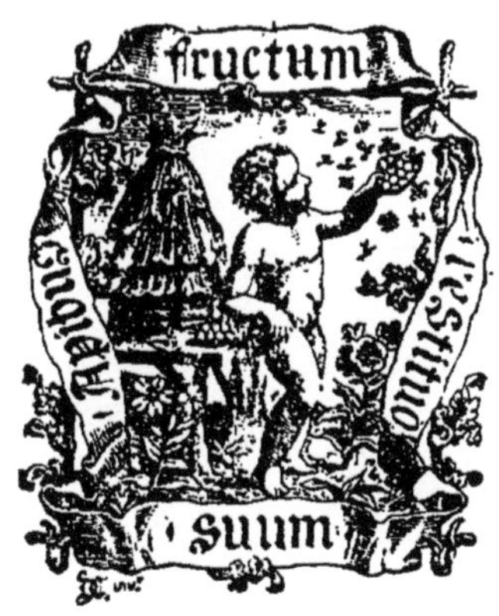

PARIS

SOCIÉTÉ D'ÉDITIONS SCIENTIFIQUES

PLACE DE L'ÉCOLE DE MÉDECINE

4, Rue Antoine-Dubois, 4

1898

A MONSIEUR LE DOCTEUR

LIBORIO ZERDA

PROFESSEUR DE PHYSIOLOGIE A LA FACULTÉ DE BOGOTÁ

*Hommage de profonde et respec-
tueuse reconnaissance.*

A MES ILLUSTRES MAÎTRES DE L'ÉCOLE DE VIENNE

MM. LES PROFESSEURS

HOFRATH ISIDOR NEUMANN ET MORIZ KAPOSI

Témoignage de gratitude.

AVANT-PROPOS

« Je voudrais que personne ne se cache derrière
» cette excuse de la paresse, qu'il n'y a dans les
» provinces ni bibliothèques, ni microscopes,
» ni laboratoires, lorsque l'on possède là, comme
» partout ailleurs, l'éternel laboratoire de l'obser-
» vation clinique qui, à défaut d'autres, suffit
» aux véritables et sincères travailleurs.

» VERNEUIL ».

« La règle de nos pensées ne doit être ni le
» vieux ni le neuf, mais le vrai.

» CLAUDE BERNARD ».

En écrivant ce petit mémoire, nous n'avons pour
but que de synthétiser, le plus clairement possible et
sans prétention aucune, ce qui est aujourd'hui exactement démontré de l'affection connue sous le nom de
lèpre grecque. Cet exposé ayant trait aux études faites
à l'étranger, résumera ces travaux ; mais nous y
rattacherons nos recherches personnelles, accomplies
depuis que nous nous occupons de médecine en général
et de dermatologie en particulier. Elles se rapportent
à notre Patrie, la République de Colombie, qui est
malheureusement aujourd'hui le premier foyer de lèpre
du monde entier.

S'il existe une confusion en médecine, c'est assu-
rément sur cette affection. Depuis les temps les plus
reculés jusqu'à nos jours ce fléau, « *ce roi des fantômes* »,
comme l appelait le docteur Ricardo de la Parra, est

suspendu sur l'humanité comme une malédiction éternelle. Semblable à l'Ombre du mal, il se moque de notre faiblesse, trompe nos espérances et dissimule sa nature sous le manteau du mystère. Ce Sphinx terrorisant attend depuis des siècles l'OEdipe de la Science qui doit déchiffrer son énigme.

Les nombreuses observations prises par nous dans notre pays, où cette maladie est endémique, nous serviront de guide dans ce rapide exposé, qui sera essentiellement méthodique et surtout pratique, car, comme l'a fort bien dit le grand Verneuil, la théorie doit être toujours l'expression exacte des faits.

Fidèle à ce programme nous éviterons autant que possible les idées et les théories qui ne nous paraîtront pas suffisamment fondées. Aujourd'hui il ne suffit pas d'exposer ce que l'on croit, il faut encore convaincre. Parmi les différents travaux qui ont paru sur la question, les uns brillent par leur érudition, mais pèchent un peu par leur imagination, et deviennent par suite trop théoriques et peu favorables aux progrès de la pathologie. Les autres, basés sur l'observation clinique, sont heureusement moins didactiques ; mais soit que les faits aient été mal observés, ou que l'interprétation en ait été insuffisante, il en est résulté un désaccord regrettable qui divise sur beaucoup de points les léprologistes.

Nous aurions voulu publier *in extenso* toutes les observations que nous avons recueillies. La plupart ont un intérêt particulier, car les unes décèlent des modalités très rares et très bizarres de la maladie, les autres, les formes les plus désastreuses et les plus malignes. Mais ce serait dépasser le cadre que nous nous sommes tracé, nous nous attacherons seulement aux plus importantes.

On a calculé qu'à la fin du vingtième siècle, le quart de la population colombienne serait atteinte de la lèpre, si dès à présent, on ne prenait pas de mesures suffisantes pour entraver la marche de ce terrible fléau. Nous ne trouvons pas ce calcul exagéré si l'on tient compte des progrès faits par la maladie en ces derniers temps, même dans les régions où le climat est le moins favorable au développement de cette affection. On serait tenté de croire que nous assistons actuellement à une recrudescence du mal, semblable à celle que l'on a relatée à l'époque des Croisades.

Avant d'aborder notre sujet, nous remercions M. le docteur Hallopeau qui, avec une extrême bienveillance, nous a facilité nos recherches à l'Hôpital Saint-Louis.

Ce petit travail est le fruit de nos études sur cette partie de la Dermatologie, science dont le Gouvernement de la Colombie a bien voulu nous charger d'approfondir l'étude. Nous le lui présentons comme un témoignage de notre reconnaissance. Puisse-t-il contribuer en quelque chose à aider les efforts que fait la République de la Colombie pour arrêter l'extension de ce terrible fléau.

DÉFINITION ET SYNONYMIE

La lèpre est une maladie générale, spécifique, microbienne, contagieuse, dont la marche est essentiellement chronique. Elle est caractérisée par les manifestations les plus diverses ; intéressant presque tous les appareils fonctionnels de l'organisme et plus particulièrement le système nerveux, le système lymphatique et les téguments.

La lèpre (Leprosy en anglais ; Spedalskhed en norvégien ; Aussatz en allemand ; Tsarath en hébreu), a été très diversement dénommée suivant les auteurs, les pays et les époques auxquelles elle a été étudiée. Tantôt ces appellations font allusion aux différentes formes cliniques que revêt la maladie, tantôt elles rappellent la prédominance d'un ou de plusieurs de ses symptômes. C'est ainsi que tour à tour on l'a désignée sous le nom de lèpre ou d'Elephantie grecque, Éléphantiasis des Grecs (*Elephantiasis Graecorum*), ou simplement Éléphantiasis (Lucrèce le premier lui donna ce nom). On l'a également appelée Alphos, Melas et Leuka (Celse) ; mal de Job, mal de Lazare ou de Saint-Lazare, ladrerie, lazarine, etc, etc.... ; mais la dénomination de lèpre étant la plus généralement acceptée, c'est celle que nous adopterons ici.

Le nom de lèpre arabum, que l'on a donné, dit Kaposi, comme synonyme de la lèpre, est la traduction que fit l'école de Salerne, au XIe siècle, du terme Aljudzam, sous lequel les Arabes désignaient l'Éléphantiasis des Grecs. Ils la distinguaient ainsi de la pachidermie que la même école désignait sous le nom d'Éléphantiasis des Arabes. En effet, pour cette école, la lèpre grecque (Malmoto) différente de l'Éléphantiasis Graecorum, était le psoriasis. Nous savons aujourd'hui combien sont différentes ces deux entités morbides.

Nous dirons la même chose du terme pachidermie, dénomination générique, mais que Villan appelle lèpre, chose regrettable par suite des confusions qu'elle entraîne, pour ceux surtout qui n'ont pas fait des études comparatives des différents auteurs. Tel a été, en tout temps, un des plus grands écueils de la dermatologie, cette science considérée à juste titre comme une des plus confuses sous le rapport des termes et des appellations.

La lèpre a reçu également quelques dénominations géographiques telles que : Mal de Crimée, Rosa estyriensis, etc. Ces différents noms varient aussi avec les pays : Malo mortuo (Hollande) ; Limafalsk (Islande) ; Cacoli ou mal rouge (Cayenne) ; Fa-fung (Chine) ; Morfée (Italie) ; Vitiligo (Grece) ; Albarras ou Mal rosso (Arabie) ; Mardjeddena (Maroc), etc. Dans quelques iles de la mer Egée on l'appelle encore le Mal sacré ou Mal divin, dénomination fondée sur cette croyance que la maladie est un don du ciel, et auquel aspirent bon nombre d'habitants de ce pays.

Les termes de lèpre léonine, éléphantine, styrienne, aphimatoïde, alopésique, tubéreuse, hypertrophique, atrophique, mutilante, Mal de Saint-Antoine, et de lèpre Antonine, etc., etc., s'appliquent, suivant les cas, et d'après la prédominance d'un ou de plusieurs symptômes, aux différentes formes et espèces de la maladie.

HISTORIQUE

L'histoire de la lèpre peut se diviser en deux
étapes. La première, commençant aux temps les
plus reculés, s'étend jusqu'à l'apparition de la syphilis
au XVe siècle. A cette époque, en effet, on perd
presque toute notion de la lèpre, pour ne plus
parler que de la nouvelle maladie qui venait de
faire son apparition. La seconde de ces étapes s'étend
du XVe siècle jusqu'à nos jours, où des études
plus approfondies ont nettement délimité ces deux
entités morbides.

D'après Brassac, la lèpre est originaire de l'Egypte,
mais son apparition se perd dans la nuit des temps.
Le terme Zaraath de la Bible ou Tsaraath, dont
nous avons parlé, a eu, de tous temps, la signification
de lèpre, signification qui lui a été conservée jusqu'à
nos jours dans la littérature médicale. Mais des
investigations historiques approfondies ont démontré,
paraît-il, que l'on désignait ainsi différentes maladies
malignes de la peau, incurables et contagieuses, y
compris la lèpre. C'est dans ce sens que se prononce
l'école de Vienne.

Pendant plusieurs siècles, la lèpre régna endémi-
quement dans certaines contrées ; elle s'attaquait à
des individus de tout âge, de tout sexe, de toute
condition. Au VIIIe siècle et aux temps des Croisades,
des milliers de personnes en furent atteintes ; la

maladie prit alors de telles proportions, qu'elle motiva les premières mesures prophylactiques de la part des gouvernements, non seulement en Europe, mais aussi en Asie et en Afrique. A cette époque remonte la création des premières léproseries et l'institution de l'ordre de Saint-Lazare, fondé par des personnes charitables qui se consacraient aux soins des malades.

Au XVᵉ siècle, lors de l'apparition de la syphilis, réputée à cette époque comme une maladie nouvelle, le nombre des lépreux diminua d'une manière inexplicable ; aussi plusieurs auteurs ont-ils considéré la syphilis comme une lèpre modifiée. Mais il paraît prouvé que ces deux entités morbides ont, de tous temps, existé l'une à côté de l'autre. Ces circonstances ont créé la confusion qui régna à cette époque-là et qui subsiste encore dans certains cas, au point de donner lieu à des jugements contradictoires et à des erreurs de diagnostic.

Mais c'est au commencement de ce siècle que l'histoire de la lèpre prit un caractère véritablement scientifique, sous les investigations de Boeck en Norwège (1842) et de Danielssen en Suède (1848). Leurs publications ont servi de base pour séparer la lèpre de beaucoup d'autres maladies, par exemple, le rade-syge de Norwège, la féalcadina et l'escarliano d'Istrie, le Siwwens d'Ecosse, etc., qui ne sont que différentes formes ulcéreuses de syphilis et de tuberculose.

Dans ces derniers temps les travaux de Hebra, Virchow, Kőbner, Bergmann, Hansen, Neisser, Zambaco, Leloir, Kaposi, Besnier et Doyon, etc., en Europe, pour ne citer que les plus remarquables, ainsi que les non moins remarquables travaux faits en Amérique et dans le reste du monde, ont contribué à éclaircir bon nombre de points de cette affection. Nous citons également avec plaisir parmi nos compatriotes : Ricardo de la Parra, Manuel Uribe Angel, Evaristo et Luis E. Garcias, Gabriel J. Castañeda, Rueda, Mutis, Juan de D. Carrasquilla, parmi ceux qui se sont le plus occupés de la maladie.

Parmi ceux qui ont fait les plus grandes recherches pour délimiter les points les plus difficiles de la question, c'est-à-dire la contagion et l'hérédité, il faut particulièrement citer les travaux d'Ammauer Hansen de Bergen, et d'Albert Neisser de Breslau qui, presque simultanément (1870-71), découvrirent le bacille spécifique de la lèpre. Cette découverte a été confirmée ultérieurement par des travaux nombreux, au point qu'aujourd'hui, ceux qui doutent encore de l'existence du bacille et de la nature parasitaire de la maladie, sont en minorité.

Dès ce jour, la lèpre est entrée dans le cadre des maladies microbiennes et sur cette pathogénie doit se baser le traitement rationnel.

Il serait très utile d'étudier le développement de la lèpre dans tous les pays, depuis son apparition, mais ce serait nous écarter de notre but. Pour ce qui est de notre pays, la Colombie, nous dirons seulement que celui qui, le premier, fut atteint de lèpre, a été le conquérant don Gonzalo Jimenez de Quezada, qui succomba à cette affection, à Mariquita, en 1579. D'après l'historien Plaza, le prêtre Diego de Santibañez Brochero, également Espagnol, souffrait de cette maladie avant 1546. En 1627, existait déjà, à Carthagène, l'hôpital de Saint-Lazare, où étaient conduits tous les lépreux du pays ; et au milieu du XVIIe siècle, le nombre des malades atteignait pour la seule ville de Mariquita le nombre de deux cents.

Quoi qu'il en soit, les premiers cas de lèpre ont été importés par les Espagnols, bien que quelques auteurs prétendent qu'elle soit d'origine africaine. Selon toute vraisemblance, les esclaves d'Afrique ont beaucoup contribué à la propagation de la lèpre en Amérique, car partout où ils se sont mêlés aux indigènes du pays, on a observé la formation de foyers lépreux.

DISTRIBUTION GÉOGRAPHIQUE

La lèpre est répandue dans le monde entier. Elle règne sous des formes variées sous toutes les latitudes. Du pôle à l'équateur, à peine trouverait-on un pays habité qui ne puisse compter quelques cas de cette maladie. Le premier foyer du monde est la Colombie, dans l'Amérique du Sud. Il résulte d'une communication faite par le docteur G. J. Castañeda à la Junte centrale d'hygiène de Bogotà, que sur neuf cent vingt districts qui composent le territoire de la Colombie, interrogés sur le nombre de lépreux qu'ils comptaient individuellement, cent vingt-deux seulement ont fait parvenir le résultat de leur enquête, et ont signalé 1,724 cas de lèpre. Ces renseignements ayant été fournis par des personnes étrangères à la médecine, ne comprennent, bien entendu, que les cas indiscutables de la maladie, ceux que tout le monde peut reconnaître. En effet, des recherches ultérieures ont montré que sur une population d'environ trois millions et demi d'habitants, il y a à peu près 27,600 lépreux, nombre que des observateurs dignes de foi portent à trente mille et même au delà. Ils font rentrer dans ce chiffre approximatif les nombreux cas de formes frustes ou confondues auparavant avec la syphilis ou d'autres dermatoses qui, là comme dans toute la région tropicale, abondent sous les formes les plus variées.

Vient ensuite au second rang l'Indhoustan, qui, proportionnellement au nombre de ses habitants offre dix fois moins de cas que la Colombie. En effet, d'après la statistique anglaise on compte un peu plus de cent mille lépreux pour une population de 200 millions d'habitants.

On trouve également la lèpre dans presque toutes les régions de l'Amérique, dans l'Amérique anglaise, le Groenland, les Etats-Unis, où elle s'est beaucoup développée dans ces derniers temps ; au Mexique, dans toutes les républiques de l'Amérique centrale, à Cuba, aux Antilles, dans presque toutes les îles voisines du continent et spécialement dans les îles Aléoutiennes et dans celles de la mer de Baffin.

Dans l'Amérique du Sud, le Brésil est, après la Colombie, le plus grand foyer de lèpre ; viennent ensuite le Vénézuela, l'Equateur, les Guyanes, le Pérou, la Bolivie. Dans les autres pays, on signale également ment des cas de lèpre, mais en quantité beaucoup moins grande.

En Asie, après l'Inde, viennent, par ordre d'importance, la Chine, le Japon, la Perse, l'Arabie, la Turquie d'Asie avec ses différents foyers dans la Syrie, la Palestine, l'Emyrne, Jérusalem et les hauteurs du Liban.

En Europe on observe de nombreux foyers de lèpre, en Norwège, en Suède, en Islande, en Russie, sur le bord de la Méditerranée, dans les îles de l'Archipel ; Chio, Samos, Calymnos, Cos, Nissyros, Télos, Symi, Leros, Pathmos, Thasos, etc. En Chypre, à Rhodes et Malte : en Crète et en général dans toutes les parties du continent baignées par la mer Caspienne, la mer Noire, la Méditerranée et l'Atlantique : le Portugal, l'Espagne, la France, l'Italie, la Grèce, la Turquie et la Russie.

En Autriche-Hongrie, on a signalé quelques cas en Dalmatie, Maldavie et Valachie, ainsi qu'en Bosnie et en Roumanie, mais il existe de véritables foyers dans la péninsule des Balkans. On ne cite que quatre cas pour le Monténégro et deux seulement pour le Tyrol (Lang).

En France, sans être très rares, il existe néanmoins quelques cas de lèpre. On estime de cinquante à soixante le nombre des lépreux, y compris les cas continuellement en traitement à l'hôpital Saint-Louis, la plupart importés des colonies, de la Grèce ou du Brésil.

On a signalé, dans ces derniers temps, quelques nouveaux cas dans la Russie septentrionale, ce qui a motivé la fondation des léproseries de Riga et de Dorpat.

En Océanie, les îles du grand archipel Australien, la Nouvelle-Zélande, toute la Malaisie offrent de nombreux cas. Mentionnons spécialement les îles Sandwich, où le fléau a pris le caractère d'une terrible épidémie pendant ces dix dernières années.

Enfin, en Afrique, tout le monde connaît les foyers de l'Egypte, du Maroc, du Cap de Bonne-Espérance, du Sénégal, du Mozambique, de Madagascar et des îles environnantes.

Nous avons vu que la statistique des différents districts de la Colombie était très incomplète. Mais d'une manière générale, nous pouvons dire que les départements de Cundinamarca, de Santander et de Boyacá sont les plus ravagés par la maladie. Antioquia, Tolima et Cauca présentent déjà de nombreux cas. Les départements de la côte atlantique semblent être les plus épargnés. On compte déjà cependant en Bolivar un certain nombre de lépreux au lazaret de Caño del Loro.

ÉTIOLOGIE ET PATHOGÉNIE

Il·y a pour la lèpre des causes prédisposantes et des causes déterminantes.

Causes prédisposantes.— La *seconde* enfance et l'âge adulte sont les *âges* les plus favorables au développement de cette maladie ; néanmoins on a constaté des cas de lèpre chez des enfants et chez des vieillards ayant dépassé soixante-dix ans. Sur 160 observations réunies par H. Leloir, dans son remarquable ouvrage sur la lèpre, on ne relève pourtant aucun cas survenu chez des enfants n'ayant pas atteint leur quatrième année, ni chez des personnes ayant dépassé soixante-douze ans. Les nouveau-nés peuvent aussi être atteints de lèpre, si toutefois on peut appeler lèpre l'affection constatée par Zambaco, près de Constantinople, chez des produits viables ou n'on issus de parents lépreux, venus au monde avant terme, maigres, chétifs, mal constitués, ayant la peau rougeâtre et violacée, couverts de pemphigus, et qui succombèrent dans les premiers jours ou dans les premières semaines de leur existence.

Le *sexe* féminin semble être plus prédisposé que le *sexe* masculin, peut-être est-ce dû aux nombreuses causes débilitantes, à une constitution plus faible, et à un sort plus malheureux, particulièrement là où les femmes travaillent à l'instar de l'homme, au même temps qu'elles élèvent nombre d'enfants, comme cela se passe en Colombie dans la classe pauvre.

Les hommes seraient plus souvent atteints de la forme trophonévrotique ou rétractile, appelée pour cette raison en Orient lèpre mâle ou lèpre sèche (Zambaco), tandis que les femmes seraient plutôt atteintes de la forme exsudative, d'où son nom de lèpre femelle ou lèpre pourrissante, comme on l'appelle en Candie.

La prédominance de la lèpre dans certaines *races* n'a pas été suffisamment étudiée jusqu'à nos jours. Cependant quelques auteurs remarquables prétendent que la race juive est plus particulièrement prédisposée à cette maladie.

Les *tempéraments* lymphatiques et les *constitutions* débiles, en raison de leur peu de résistance, étant en quelque sorte en état de réceptivité morbide, sont, paraît-il, les plus favorables au développement de l'affection. Les individus de tempérament sanguin ou lymphatique seraient plus particulièrement frappés de la forme tubéreuse, et les nerveux de la forme nerveuse.

La misère est une des causes prédisposantes les plus importantes : la lèpre se porte de préférence sur des individus fatigués par des excès de travail, soumis aux privations, comme cela arrive chez nous dans les classes ouvrières et chez les Bédouins, qui n'ont comme nourriture que du pain d'orge mal préparé, additionné d'huile d'olive rance et nauséabonde, et de beurre également rance et fétide. Les salaisons altérées, les poissons en décomposition, la viande de porc et surtout le *tarama* (mélange désagréable des œufs de certains poissons), le *raki* (alcool très fort provenant de la distillation du marc de raisin), autant de produits malsains dont font usage les habitants de l'archipel et qui constituent des causes favorables.

Pour ce qui concerne les poissons salés, dont Jonathan Hutchinson et Zambaco ont fait la principale cause de la lèpre, nous pouvons affirmer que personne, pas même ces auteurs, n'a jamais pu déceler dans ces aliments la présence du bacille spécifique. D'ailleurs, la lèpre existe également dans les pays où l'on ne se nourrit jamais ni de poissons salés ni de poissons frais. Par contre, on trouve des pays sans lèpre où l'on fait, pour l'alimentation, un usage presque exclusif du poisson.

A côté de la misère, il faut placer les excès de toute nature, la dépression morale, les contrariétés, les chagrins de famille, etc., qui agissent comme des causes adjuvantes, et expliquent pourquoi on rencontre cette maladie aussi bien dans les classes aisées que dans les classes pauvres.

A la mauvaise alimentation dont nous venons de parler, il faut ajouter la malpropreté, cause de nombreuses maladies de peau et qui prédispose, comme on le sait, à l'introduction du germe. Dans beaucoup d'endroits, comme par exemple quelques contrées de la Colombie et d'Orient, l'absence presque absolue de cours d'eau, en même temps que des croyances superstitieuses de saleté, maintenues dans le peuple par quelques religions, ont beaucoup contribué à entretenir chez les habitants des habitudes favorables à l'éclosion de la maladie. C'est cette même raison qui, au temps des Croisades, augmenta le nombre des victimes ; on sait, en effet, que les guerriers ne prenaient jamais de bains et pourrissaient en quelque sorte sous leurs armures.

Non seulement les affections cutanées, mais même les maladies infectieuses telles que l'érisypèle par exemple, et quelques nosohémies auraient une influence prédisposante. Quant à la syphilis la question paraît prouvée, par les observations de Zambaco. L'alcoolisme, la pelagra agiraient dans le même sens.

Les changements brusques de température sont, avec la malpropreté et la mauvaise nourriture, les trois éléments que l'on doit rechercher soigneusement, d'après Zambaco, pour établir l'étiologie de la lèpre. En effet, comme causes prédisposantes, les variations thermométriques sont un facteur de haute importance. Les régions du globe les plus décimées par la maladie telles que la Palestine, l'Egypte et en général tout l'Orient, ont une température diurne de plus de 40 degrés qui descend souvent à plusieurs degrés au dessous de zéro pendant la nuit.

En Colombie, où le climat varie avec les différentes altitudes et où l'on passe dans une même journée, dans certaines professions, d'une chaleur excessive à une température très basse, la lèpre fait aussi de grands ravages. Il faut tenir compte également de ce que les habitants de tous ces pays passent la nuit en plein air et sont ainsi soumis pendant le sommeil aux rigueurs de la rosée, abondante et malsaine qui se forme par suite de cette différence de température. C'est pourquoi en interrogeant les malades, les uns attribuent leur maladie à une chute dans l'eau pendant la transpiration, les autres au passage dans un courant d'air lorsqu'ils sortaient d'un endroit chaud, d'autres encore parce qu'ils ont couché en plein air, soumis aux rayons de la lune. Celui-ci a vu sa maladie débuter à la suite d'une frayeur, celui-là à la suite d'un grand chagrin. L'influence du milieu ambiant est telle que la lèpre dans ses premières localisations, s'attaque de préférence aux parties découvertes, à la face, aux mains et aux pieds.

Depuis la découverte du bacille spécifique, et pour confirmer ou infirmer les opinions des anticontagionistes qui ne voient comme seules causes efficientes de la maladie que celles dont nous avons parlé, plusieurs observateurs ont recherché le bacille dans l'air, dans les eaux, dans le sol et dans les aliments employés par les habitants des pays lépreux. Ces expériences, quoique faites par des hommes aussi autorisés qu'Arning (recherches dans l'île d'Hawaï), et que Mendoza en Espagne, et beaucoup d'autres auteurs encore, n'ont donné, en somme, aucun résultat. Par conséquent ces causes climato-telluriques ne sont, avec la misère, la malpropreté, l'âge, le sexe, la race, etc., que des causes prédisposantes. Les influences locales, quoique mal connues, ne paraissent pas être étrangères au développement de l'affection. Soit par suite de la nature du terrain, de l'humidité du sol, de la proximité ou de l'éloignement de la mer, en résumé par suite du climat, toujours est-il qu'il y a des endroits où il suffit de l'introduction d'un cas de lèpre pour que l'affection s'étende à presque tous les habitants. Aussi, au Japon, d'après les observations du Dr Sato, la propagation se ferait-elle plus facilement dans les campagnes du Sud que dans les villes.

Nous examinerons dans un chapitre spécial, vu son importance, la transmission de la lèpre par contagion et par hérédité ; puis, nous aborderons l'étude du bacille de Hansen, pour compléter ces quelques notions d'étiologie et de pathogénie.

CAUSES DÉTERMINANTES. — Les causes déterminantes sont très nombreuses, lorsque le microbe spécifique a pénétré dans l'organisme. Presque toutes les causes prédisposantes que nous venons d'exposer, deviennent des causes efficientes, et c'est pourquoi des circonstances physiques ou morales quelconques peuvent donner le signal de l'éclosion des symptômes; cependant ces symptômes peuvent fort bien apparaître en dehors de toutes ces conditions.

Mais on ne doit pas oublier que, bien qu'infecté, l'organisme peut, comme dans toute autre circonstance, conserver son état physiologique, et repousser l'invasion du microbe pendant nombre d'années et même indéfiniment. Cette tolérance résulte, soit par cette immunité inexplicable, *idiopathique* (si nous pouvons nous exprimer ainsi) qui met l'individu à l'abri de beaucoup d'entités morbides, même au milieu de causes favorables à leur développement, soit aussi par une hygiène bien comprise qui maintient le *tonus* de l'organisme dans une juste mesure, c'est-à-dire sans perdre de l'équilibre fonctionnel des éléments anatomiques, qui gênent le développement des agents morbides contre lesquels nous sommes incessamment en lutte.

D'autre part, les nombreuses manifestations, les formes variées de la lèpre, ses modalités et ses espèces différentes, ne peuvent s'expliquer autrement que par une réaction spéciale propre à chaque individu en présence de l'agent pathogène dont l'unicité est aujourd'hui démontrée. On peut dire qu'autant il y a d'individus autant il y a d'unités physiologiques, et chacun imprime une forme spéciale à la maladie. Chez les uns, elle affecte la forme tubéreuse, chez les autres la forme anesthésique, et enfin chez une troisième catégorie elle présente la forme maculeuse ; tantôt les léprides mutilantes, tantôt le pemphigus grave ; quelquefois, simplement une éruption herpétique, un simple érythème, une papule passagère, etc. La virulence du microbe, il est vrai, n'est certainement pas étrangère à ces différentes formes, soit à cause de son origine, soit accidentellement par suite de causes inconnues, mais il faut tenir grand compte de ce que, en pathologie générale, nous appelons *le terrain*, sur lequel se greffent les maladies, dont il modifie l'évolution, suivant la constitution, le fonctionnement et l'état vital physique et chimique des éléments anatomiques constituants de l'organisme.

Disons en terminant deux mots de la lèpre sporadique ou lèpre *nostras*, admise par Kaposi comme une forme maculeuse, mais non acceptée par d'autres auteurs comme lèpre locale. On voit apparaître, dit l'illustre professeur de la Faculté de Vienne, des cas de lèpre dans des pays où jamais cette affection ne s'était montrée, sans pouvoir l'attribuer à aucun contact ou à l'hérédo-contagion ; et les faits apportés à l'appui de son dire semblent être démonstratifs. Néanmoins, comme le font fort bien observer MM. Besnier et Doyon, aucun de ces cas ne se rapporte à la lèpre tégumentaire, maculeuse ou tuberculeuse typique, c'est toujours sous des formes frustes, ambiguës, objectivement voisines de certaines tropho-névroses locales, comme la scléro-dactylie, la syringomyélie, la gangrène symétrique, etc., où les preuves histologiques et bactériologiques n'existent pas ou ne peuvent résister à une critique scientifique sérieuse. Mais tous ces cas ont été trouvés au voisinage des pays lépreux, et en analysant ces prétendus cas autocthones, on a toujours trouvé les traces d'un contact plus ou moins éloigné.|

En Bretagne, l'on a signalé de temps à autre, des cas de lèpre sporadique comme complications de la syringomyélie ou de la maladie de Morvan. Mais, après le voyage de Zambaco, qui étudia personnellement ce pays, on a pu établir par de nombreuses observations, par l'étude des ruines des anciennes léproseries et par des documents archéologiques incontestables, que cette contrée a été anciennement décimée par la lèpre. Il en résulte que cette affection a laissé des traces qui, se transmettant de génération en génération, s'est modifiée, s'est atténuée par la diminution de la misère, par l'hygiène et l'amélioration de la vie sociale (1).

Zambaco en a conclu que la plupart des malades atteints de syringomyélie, de sclérodermie et surtout du mal de Morvan, sont de véritables lépreux. Ces

(1) Voir Zambaco. Bulletin de l'Académie de médecine, 1892.

conclusions, comme le fait remarquer Bailly (1) dans sa thèse de doctorat, seraient fort convaincantes si aux preuves cliniques, seul terrain sur lequel veut rester Zambaco, on ajoutait les preuves bactériologiques considérées par cet auteur comme des arguments de valeur secondaire.

(1) Voir Lucien Bailly. Etudes sur le diagnostic bactériologique de la lèpre. Paris, 1895.

TRANSMISSIBILITÉ DE LA LÈPRE

Nous nous proposons d'étudier dans ce chapitre deux points importants : 1° Contagion de la lèpre ; 2° Transmission de la maladie par hérédité.

1° **Transmission par contagion.**

Depuis les temps les plus reculés dans l'histoire de la lèpre, le fait de la contagiosité est du domaine public. Il serait inutile de citer à l'appui de cette assertion les lois très sévères et très précises qui ont été dictées depuis Moïse pour arrêter l'extension du mal toutes les fois qu'elle a pris un caractère épidémique dans une région.

Mais c'est seulement au commencement de ce siècle, après les travaux des médecins scandinaves Danielssen et Boeck, et après ceux de Virchow, en Allemagne, que quelques voix de protestation se sont élevées contre la contagiosité. Les uns ont admis une lèpre non contagieuse à côté de la lèpre contagieuse : les autres ont absolument nié la contagion : c'est alors que les léprologistes se sont divisés en contagionistes et anticontagionistes.

D'après ceux-ci, la lèpre ne serait pas contagieuse, d'abord parce qu'elle n'est pas inoculable. Il est vrai que les expériences faites sur les animaux n'ont donné jusqu'ici aucun résultat positif : les nodules et les abcès provoqués au point d'inoculation ne peuvent être considérés comme de véritables lépromes.

Ajoutons à cela que le bacille spécifique n'a pu être cultivé, et dans la technique bactériologique de la lèpre, beaucoup de points sont encore obscurs.

D'autre part, nombreux sont les exemples de mariages dans lequel l'un des conjoints étant sain, n'a pas été contaminé par l'autre, qui était atteint de la lèpre, malgré une longue cohabitation, et de nombreux efforts pour se communiquer la maladie. Le cas extravagant relaté par Zambaco dans son livre « Voyages chez les lépreux » est particulièrement intéressant. Il s'agit d'une femme qui, par affection conjugale, cherchait par tous les moyens, même les plus grossiers à obtenir la maladie de son époux, et cependant ses efforts furent vains. Le même auteur rapporte de nombreux cas d'époux vieux et jaloux qui, par égoïsme, ont voulu communiquer l'affection à leurs femmes jeunes et belles, sans aucun résultat d'ailleurs.

Les anti-contagionistes s'appuient également sur de nombreux cas dans lesquels, malgré la promiscuité continue et la facilité de contagion parmi les parents et les amis, la contamination n'a pas eu lieu. Tout médecin qui a exercé dans des pays lépreux a eu l'occasion d'observer cette extraordinaire immunité naturelle heréditaire ou acquise. Les observations démontrent, dit Kaposi, qu'en Chine et au Japon, des individus sains et malades boivent et mangent dans les mêmes ustensiles, couchent ensemble, se trouvent réunis dans les marchés, dans les temples, les théâtres, les prisons, les hôpitaux ct autres lieux de réunion, sans se communiquer la maladie, même lorsqu'ils présentent des ulcères et des excoriations très favorables à une contagion directe. Aucun infirmier, dit-il, aucun employé des léproseries n'a été contaminé ; mais il est vrai, ajoute le même auteur, que la longue incubation de la maladie empêche de contrôler la contagion.

Viennent aussi à l'appui des idées anti-contagionistes

les difficultés qu'il y a à établir, dans la majorité des cas, la véritable contagion ; quoique dans tout cas de lèpre, la cause probable ne fait presque jamais défaut dans les antécédents. L'absence des faits incontestables a été la cause pour laquelle des médecins anciens et modernes tels que : Danielssen, Boeck, Lucio de Mexico, Baeltz du Japon, etc. ne l'acceptent pas. Récemment M. Besnier a présenté à l'Académie de médecine de Paris le dernier ouvrage de Zambaco Pachà, « Les lépreux ambulants de Constantinople » tendant, comme tous les ouvrages de cet auteur, à nier la contagion.

Voyons maintenant les arguments des partisans de la contagion : les faits qu'ils apportent à l'appui de leur conviction, et la manière dont ils réfutent les idées anti-contagionistes. Tout d'abord, les faits négatifs que tout le monde a pu observer ne prouvent rien. Dans la lèpre comme dans toute entité morbide en général, il est un fait d'observation, un principe d'étiologie, qu'il y a des individus réfractaires, sans que nous puissions trouver une explication satisfaisante à cet état. Les exceptions, disent Besnier et Doyon, prouveraient tout au plus que des causes éventuelles sont indispensables à la transmission, et personne ne croit qu'il en est autrement. Les plus contagionistes ne vont pas jusqu'à penser que la lèpre soit contagieuse au même titre que la variole par exemple ; au contraire ils pensent que cette contagion est indéniable mais plutôt rare.

Un des plus grands écueils contre lesquels lutte la pathologie sur des semblables questions a été toujours le bruit que l'on fait en publiant les cas qui font exception aux principes posés par les véritables observateurs. On frappe l'esprit avec des exceptions, on multiplie les observations négatives, et l'on arrive ainsi à l'abri du silence des autres à substituer l'exception à la règle.

Tout le monde a remarqué que parmi les individus qui sont allés habiter (ou simplement de passage) dans des pays infectés de lèpre, quoique originaires de pays où cette affection n'existe pas, beaucoup ont été atteints de la maladie. Lulz cite de nombreux cas d'Allemands qui ont été contaminés au Brésil, les Anglais et les Français l'ont été également aux Indes, à Madagascar ou à la Guyane. On peut voir à l'hôpital Saint-Louis quelques cas, venant à l'appui de cette assertion.

Ajoutons encore le cas rapporté par Lamblin dans sa thèse soutenue en 1887, à Paris. Il s'agit d'une sœur de charité dont les antécédents de famille ne décèlent aucun cas de lèpre. Jusqu'à l'âge de 45 ans, elle n'a eu aucune maladie, bien qu'elle ait été attachée pendant 8 ans au service des lépreux à la Guyane. En 1878, elle a présenté les premiers symptômes de la lèpre et se trouve aujourd'hui à la dernière période de cette affection.

Un autre cas très démonstratif de contagion a été rapporté par le Dr Hawtrey-Benson, de Dublin ; il s'agissait d'un individu qui n'avait jamais quitté l'Irlande, après s'être servi du lit et des vêtements de son frère qui, atteint de lèpre, revenait des Indes, a été également atteint de cette affection ; nous rappelons en passant que la lèpre ne s'est pas montrée dans les Iles Britanniques depuis plusieurs siècles, et que le Dr Benson a présenté ces deux malades à la Société médicale de Dublin, qui les a reconnus lépreux ; la contagion s'est effectuée en moins de deux ans.

La contagiosité de la lèpre a été établie d'une façon précise par le Dr Manuel Uribe Angel dans le département d'Antioquia (Colombie), et par le Dr Luis E. Garcia pour le district de Lebrija. En suivant les progrès du mal, depuis les premiers cas importés dans ce département et dans ce district, ces deux médecins ont pu établir la généalogie de tous les cas existant aujourd'hui ; dans tous les cas ils ont trouvé comme cause probable de contagion, le contact et des relations plus ou moins intimes avec d'autres lépreux.

Le cas suivant que nous avons observé dans notre pays est particulièrement intéressant à ce point de vue. En 1892, nous donnions nos soins médicaux à une dame, mère de cinq enfants, quand, en sortant de chez elle, accompagné de son époux, nous fûmes frappés de voir que la domestique de la maison portait des signes incontestables de lèpre ; nous fîmes part de notre observation au chef de la maison, et il nous raconta que cette servante avait présenté souvent des poussées d'érysipèle de la face. Le même soir, nous fîmes avec notre collègue, le Dr Alvarado, l'examen de la malade qui, à cette époque, avait 20 ans, et nous reconnûmes qu'elle était certainement atteinte de lèpre exsudative dans sa période d'évolution, l'infiltration de la peau était uniforme, surtout à la face, au point que la malade paraissait atteinte seulement d'un embonpoint exagéré qui avait momentanément masqué son affection. En examinant tous les membres de la famille où elle servait, nous trouvâmes qu'une jeune fille de douze ans présentait déjà des taches bronzées sur tout le corps, notamment deux au front, et plusieurs sur le cou. Les caractères de ces taches, quoique isolées, ne nous laissèrent aucun doute. Il s'agissait de la même affection que nous avions diagnostiquée chez la servante.

Un garçon de 17 ans, qui avait été élevé avec la domestique, présentait également des signes indubitables de lèpre, il avait remarqué depuis quelque temps que les sourcils tombaient d'un côté, et une grande tache rougeâtre s'étendait sur le front et la région temporale. Dans la joue gauche, il présentait un grand tubercule de la dimension d'une pièce de deux francs, papuleux, vasculaire, anesthésique au centre, et hyperesthésique sur les bords. Il avait également des plaques d'anesthésie irrégulièrement distribuées par tout le corps, il ne sentait pas le sol en marchant, et accusait des douleurs vagues, picotements et fourmillements dans les jambes, qui le tourmentaient beaucoup.

En examinant attentivement l'enfant que la femme portait sur ses bras, lors de notre observation, âgé alors de dix mois, nous ne trouvions aucune trace qui pût permettre de diagnostiquer la lèpre. Les deux fils aînés de la famille, une jeune fille et un garçon, ont également subi un minutieux examen qui ne donna aucun résultat ; même observation pour ce qui concerne les parents.

Nous avons fait une enquête sur les antécédents héréditaires, et ni parmi les ancêtres, ni parmi les collatéraux, nous n'avons trouvé aucune trace de lèpre. D'autres circonstances telles que : les maisons habitées antérieurement, les relations d'amitié, la santé des autres domestiques attachés à la maison, la santé des blanchisseuses, etc., ne nous ont fourni aucun renseignement. Dans ce cas, nous avons conseillé l'isolement des malades, et toutes les mesures employées dans de pareilles circonstances. En 1895, nous avons revu la famille, et nous n'avons constaté rien de particulier, les individus sains n'avaient présenté aucune manifestation, et les lépreux se trouvaient à peu près dans le même état. Nous pensons que l'on ne peut donner un exemple plus démonstratif de contagion.

S'il est vrai qu'il y a des cas de non contagion dans le mariage, il n'en est pas moins exact qu'il y a des cas incontestables de contagion conjugale, comme l'ont constaté Vidal, Leloir, et d'autres léprologistes. Et dans le cas particulier où la femme est saine, ne serait-elle pas protégée dans beaucoup de cas pendant la conception par cette sorte d'immunité dont elle jouit vis-à-vis de certaines affections et qu'en syphilographie on désigne sous le nom de loi de Colles ? Quelques auteurs le pensent, appliquant à la lèpre la loi formulée pour la syphilis par le savant anglais ; d'autre part les anticontagionistes citent seulement les cas de non contagion et ne tiennent nullement compte des cas de contagion, ou bien ils les interprètent avec des arguments inacceptables, comme l'hérédité, par exemple.

Boinet a établi d'une façon irréfutable la contagiosité de la lèpre chez des individus de différents âges qui, sans antécédents, ont acquis la maladie pour avoir habité quelque temps seulement dans la léproserie d'Hanoï. Le même auteur a rapporté des cas semblables dus à des rapports avec des malades; et d'autres cas d'individus nés à la léproserie, et y ayant toujours habité. Il raconte l'histoire de plusieurs familles dont l'un des époux ou les deux à la fois étaient atteints de la maladie, et qui, s'étant séparés de plusieurs de leurs enfants et ayant conservé les autres auprès d'eux, virent l'affection se développer chez ceux qui étaient restés avec eux, tandis que tous les enfants qu'ils avaient éloignés furent épargnés.

Quant à dire que la lèpre n'est pas contagieuse parce qu'elle n'est pas inoculable, nous trouvons que l'argument est faible. Tout d'abord, les expériences n'ont pas été assez nombreuses pour que l'on puisse en déduire qu'aucun animal ne peut devenir lépreux par inoculation. D'autre part, si les expériences n'ont donné aucun résultat chez les animaux, il n'en a pas été de même pour l'homme, comme le démontre fort bien le résultat obtenu par Arning dans les îles Havaï sur un condamné à mort. Nous examinerons les détails de cette inoculation au chapitre de la bactériologie.

Nous avons relaté le cas de la thèse de Lamblin ; nous pourrions y joindre plusieurs cas concernant des religieuses, des infirmiers et des employés, qui furent atteints de lèpre au Brésil, à Madagascar, dans l'Inde, etc. Dans quelques-uns de ces cas, on

a établi que la contagion probable était due à l'inoculation, comme on peut s'en assurer par l'observation
d'Halm (thèse de Nancy 1882). Il rapporte qu'une
religieuse fut atteinte de cette affection à la suite
d'une piqûre qu'elle se fit au doigt en raccommodant
du linge qui appartenait aux lépreux.

Tout le monde connaît l'histoire de la contagion
du père Damian, ce dévoué léprophyle ; par conséquent nous ne la raconterons pas.

D'autre part, comment s'expliquer, sans admettre
la contagion, l'apparition de certains foyers dans des
pays où jamais la maladie ne s'était montrée, et
coïncidant justement avec l'arrivée d'individus malades ?
Ces faits que nous avons établis pour la Colombie,
sont également vrais pour les Etats-Unis, où la maladie
s'est répandue lors de l'immigration chinoise. Dans les
îles Havaï, l'infection coïncida également avec l'arrivée
dans ce pays de deux sujets du Céleste Empire, d'où
le nom de mal chinois donné à la lèpre par les indigènes.
D'après Hilletrand, dans les îles Sandwich, l'affection
commença en 1840, après l'arrivée du Chinois Ahia
qui en était atteint.

Mais, disent les anti-contagionistes, cette rapide
extension du mal n'est qu'apparente; car pour les îles
Sandwich, la recherche systématique, lors de la recrudescence de la maladie a décelé l'existence de cas anciens
et préexistants, ignorés jusqu'à ce moment. Cette
manière de voir est inadmissible pour les partisans de
la contagion. En effet, même en admettant qu'il en
fût ainsi, ce qui n'est pas du tout prouvé, cette recrudescence du mal, coïncidant justement avec l'arrivée de
lépreux dans ces différents pays prouve au moins que
l'entrée d'agents morbides nouveaux a provoqué une
reviviscence du mal endémique par rénovation de ces
germes pathogènes ; il y a là, pour ainsi dire, une
suractivité de la maladie semblable à celle qu'on
observe dans le choléra, la variole, etc., et qui n'enlève

rien de sa véritable valeur à la question de la contagion.

Ainsi donc, les épreuves bactériologiques qui ont donné le coup de grâce aux idées anticontagionistes, aussi bien que les nombreux faits d'observations cliniques opposées à leurs observations négatives, ont décidé beaucoup de ceux qui, auparavant, étaient partisans de la non contagion, à l'accepter intégralement. Parmi ceux-ci, citons Gibson, Hillebrand, Hirsch, Kaposi, etc.

Au résumé, disons donc avec Arning, et l'école française, dont nous partageons les idées, que le bacille de la lèpre, parasite exclusif à la race humaine, au moins jusqu'à présent, peut se transmettre directement ou indirectement d'individu à individu. En effet, la contagion peut se faire par le microbe à l'état parfait ou à la période sporulaire de son évolution, soit par inoculation, soit par ingestion avec l'eau et les aliments. Par conséquent, nous devons voir dans chaque lépreux, quelle que soit la période de sa maladie, une source toujours dangereuse de contagion parce qu'il porte et multiplie dans ses tissus le bacille et ses germes, seuls agents morbigènes de l'affection.

2° **Transmission par hérédité**

Si la contagion de la lèpre est aujourd'hui généralement admise, il n'en est pas de même de sa transmission par l'hérédité. Pour placer la question sur son véritable terrain, disons, une fois pour toutes, que l'hérédité de la lèpre, comme celle des maladies microbiennes en général, n'existe pas dans le sens vague, obscur et indéterminé, attaché auparavant à ce mot.

Mais on ne peut nier que dans certaines familles la maladie se transmet de générations en générations. Parmi les enfants éloignés de leurs parents dès leur naissance et transportés dans des pays non encore infectés, on en cite plusieurs qui deviennent lépreux à l'âge de la puberté. S'appuyant sur ces faits, quelques auteurs, la plupart anti-contagionistes, ont considéré la maladie comme héréditaire.

Le fait de la transmission des parents aux enfants est certain, mais il s'explique facilement sans avoir besoin de recourir à une expression inutile et qui n'explique rien. En effet, la biologie a démontré que la cellule-mère, qui doit donner naissance à un être, ne peut rien contenir qui n'appartienne en propre à sa constitution moléculaire. De plus, cette même science a prouvé la propriété que possèdent les ovules de se débarrasser de toute substance et de tout corps étranger à l'élément histologique ; ils ne peuvent par conséquent contenir aucun germe morbide, les microbes surtout.

Analysons ce qui peut se passer dans la conception et la gestation et nous verrons que ces cas de transmission appartiennent plutôt à une véritable contagion produite pendant la vie intra-utérine, c'est-à-dire, *l'hérédo-contagion*, expression plus conforme aux faits observés. On sait en effet que dans les cas de lèpre testiculaire, le bacille de Hansen existe dans le sperme: il peut prendre par conséquent part dans la fécondation. Il résulte, de l'opinion plus généralement admise, qu'ici, comme dans les cas du bacille de Koch et du virus syphilitique, l'action du microbe est complètement nulle, par ce fait qu'un germe originairement accompagné d'un élément pathogène, bacille ou autre, a peu de chance de se développer. Exceptionnellement cependant et en tenant compte de l'absence d'expériences démonstratives, on peut accepter la contamination directe du germe fœtal par le bacille paternel. Il pourrait alors, quoique difficilement cependant, arriver à son complet développement en portant en lui des germes pathogènes qui plus tard donneraient naissance à la maladie.

L'hérédité paternelle serait en quelque sorte une véritable hérédo-contagion, ne pouvant exister du côté de la mère, si l'on se rapporte à ce fait que l'on n'a jamais trouvé le bacille spécifique dans les ovaires ni dans aucun autre point de l'appareil génital de la femme.

Avant de passer à un autre point de vue, disons un mot de l'hérédité constitutionnelle qui n'est pour rien dans la transmission bacillaire directe. Cette forme d'hérédité existe toujours lorsqu'il y a transmission d'imperfections organiques. Celles-ci s'impriment sur le produit de la conception dès la constitution de la cellule initiale en se traduisant par une débilité constitutionnelle. Cette débilité est la seule qu'admettent Virchow, Arning et d'autres auteurs. L'évolution ultérieure, défectueuse, qui résulte de cette hérédité sera décrite plus loin par nous, sous le nom de constitution héréditaire lépreuse. Il y a là, dès le commencement, une cause débilitante mal connue, toxine ou autre, qui trouble la constitution et les fonctions des éléments anatomiques, et qui persiste pendant toute l'existence de l'individu. Ces perturbations organiques peuvent cependant se modifier dans un sens favorable par une application intelligente des règles de l'hygiène. On comprend bien avec quelle facilité un enfant qui reste chez ses parents malades, peut contracter la maladie, surtout s'il appartient à une famille pauvre, la misère étant la compagne fréquente de la lèpre.

Mais ce que l'on accepte universellement dans cette question importante, c'est l'hérédo-contagion. Elle consiste dans la transmission à travers le placenta, cet organe de vie pour le fœtus, du germe morbide de la maladie. Cette implantation microbienne est une véritable inoculation, une contagion se faisant par l'intermédiaire de la circulation placentaire, et qui donnera lieu tantôt à la lèpre congénitale, tantôt à la maladie à une période plus ou moins avancée de la vie.

Nous croyons déjà, par conséquent, qu'il n'existe pas de barrière placentaire arrêtant à la façon d'un filtre, comme on le pensait autrefois, tous les germes pathogènes. En effet, il est démontré aujourd'hui que divers microbes peuvent la franchir, ainsi qu'on a pu l'observer pour la bactérie pathogène de la fièvre typhoïde, du charbon, et de plusieurs classes de staphilocoques; les streptocoques, le virus syphilitique, varioleux, etc.

Comme on le voit, c'est seulement du côté de la mère que se fait la transmission de la maladie, et l'on a considéré comme de l'hérédité ce qui n'est autre chose qu'une véritable contagion. On admet généralement comme applicable à la lèpre, la loi formulée par Colles pour la syphilis, car pas plus qu'un enfant né syphilitique ne peut contaminer sa mère, un enfant hérédo-lépreux ne peut lui communiquer sa maladie. Dans les deux cas, la situation serait identique : le fait même d'avoir procréé un enfant hérédo-lépreux, implique la contamination préalable de la mère, de même que la procréation d'un enfant hérédo-syphilitique est un indice certain que sa mère était syphilisée ; et si un enfant lépreux ou syphilitique peut contaminer sa mère, ce serait une preuve qu'il n'a pas contracté sa maladie pendant la vie intra-utérine et que, par conséquent, sa mère n'était ni léprisée, ni syphilisée.

Voilà donc expliqués les cas d'hérédité pathologique de la lèpre, et en même temps mis en lumière tout ce qu'il faut rattacher en général à l'hérédité des maladies microbiennes. Cette hérédo-contagion exige cependant pour se manifester des conditions excessivement favorables : ce qui explique qu'elle épargne plus de la moitié des enfants même en admettant que tout lépreux ayant des ascendants atteints de la maladie, l'ait contractée par hérédo-contagion, ce qui n'est pas exact.

Quoi qu'il en soit, cette sorte de transmission peut aboutir à un des trois résultats suivants : 1º arrêt dans le développement du fœtus, mort avant terme et avortement consécutif ; 2º développement d'un fœtus non viable avec mort au moment de la naissance, soit par couche prématurée, soit à terme ; 3º apparition des accidents dans les premiers jours, ou plus tard surtout à l'âge de la puberté, sans pouvoir incriminer aucune autre cause de contagion.

En résumé, dans le sens propre du mot, la lèpre n'est pas héréditaire et nous laissons de côté, bien entendu, la constitution héréditaire lépreuse dont nous avons parlé tout à l'heure.

L'hérédo-contagion, nous le répétons, est aujourd'hui généralement acceptée ; elle dépend exclusivement de la mère, car, ainsi que nous croyons l'avoir démontré, la participation du père n'est qu'indirecte : celle-ci consiste essentiellement en la léprisation préalable de la mère, comme cela a lieu pour la syphilis. De la mère contaminée, l'agent infectieux passera ou non au fœtus.

Sur les produits de la conception l'action morbigène du père produit la stérilisation du germe rendant impossible son développement ultérieur. Cette action, comme le font observer Messieurs Besnier et Doyon, peut être limitée à une période de virulence dans la maladie du père, dont les limites plus ou moins connues pour la syphilis sont encore à déterminer pour la lèpre.

Cela dit, nous pouvons ajouter que des auteurs comme Zambaco, croient à l'hérédité de la lèpre surtout pour la forme néoplasique (?). Dans ces cas, elle sauterait une génération et aurait besoin de causes adjuvantes particulières ; car dans une même famille lépreuse on peut rencontrer, à côté d'enfants sains, des enfants qui sont contaminés.

Cette prédilection ne dépend nullement de la

constitution des enfants ; la lèpre frappe en effet aussi bien les débiles que les mieux portants ; elle s'attaque tantôt aux premiers, tantôt aux derniers, tantôt aux intermédiaires.

On a même observé des cas. fort peu fréquents d'ailleurs, d'une famille entière atteinte de la maladie. Dans tous ces cas, il faut tenir compte de la contagion, car ils ont tous été observés dans des familles dont tous les membres ont habité ensemhle. Les formes trophonévrotiques et maculeuses seraient, paraît-il, les moins transmisibles par hérédité, surtout si le père seul est lépreux (Zambaco).

Notons en passant les cas curieux de deux jumeaux observés par Zambaco, en Crète, dans lesquels l'un de ces deux enfants fut atteint à l'âge de huit ans, et l'autre fut épargné comme sa mère ; le père étant lépreux phymatoïde. On a également observé des cas où le père et la mère ne furent atteints qu'après leurs enfants bien qu'ils aient été séparés immédiatement, ce qui écarte toute idée de contagion.

Finalement, ajoutons que, d'après les observations recueillies par Zambaco dans les léproseries d'Orient, la lèpre héréditaire apparaîtrait dans les vingt premières années toutes les fois que les parents en seraient la cause directe, et elle apparaîtrait plus tard si l'hérédité venait des aïeux ou des collatéraux. Cette théorie nous semble aussi fausse que celle qui admet la transmission de l'affection de la mère aux fils et du père aux filles.

RÉSUMÉ BACTÉRIOLOGIQUE DE LA LÈPRE

La nature microbienne de la lèpre est aujourd'hui généralement admise, bien qu'il y ait encore quelques points obscurs dans l'étude du bacille spécifique. Celui-ci a été découvert en 1870 par Armauer Hansen de Bergen, et coloré un an plus tard par Albert Neisser de Breslau ; aussi, suivant certains auteurs, devrait-on l'appeler le bacille de Hansen-Neisser.

La pénétration de ce microbe dans l'organisme est la cause essentielle et *sine qua non* de la lèpre, disent Besnier et Doyon. Il n'y a pas lèpre sans bacille lépreux, de même qu'il ne peut avoir de bacille lépreux sans lèpre.

Quelques auteurs, Danielssen en particulier, ont voulu identifier le bacille de Hansen avec le bacille de la tuberculose ; c'est à tort, car ils diffèrent essentiellement par leurs caractères, leurs réactions et leurs propriétés électives sur certains tissus de l'organisme. D'autre part, s'il est vrai que le microbe de la lèpre n'a jamais pu s'inoculer à des animaux et être cultivé dans les laboratoires, il n'en reste pas moins la cause efficiente de la maladie. Il n'appartient pas à ce groupe de micro-organismes vulgaires et mal connus qui accompagnent toujours les bactéries spécifiques des maladies contagieuses, pour en augmenter ou diminuer les réactions symptomatiques. Il se trouve toujours dans toute manifestation lépreuse en activité, et par conséquent on ne peut pas supposer qu'il s'y trouve par hasard ou par suite d'une simple coïncidence.

Le bacile spécifique de la lèpre est un fin bâtonnet de la dimension d'un demi-globule rouge du sang, c'est-à-dire de 4 à 6 μ. de long sur un de large environ. Les deux extrémités sont souvent terminées en pointe. Il est presque droit, plus régulier et moins incurvé que celui de la tuberculose.

Coloré par la méthode d'Ehrlich, il présente, comme le bacille de Koch, le même aspect granuleux et moniliforme provenant de l'alternance de zones claires et colorées. Mais il s'en distingue par son inaltérabilité morphologique, par sa coloration plus facile et par son extrême abondance dans le processus de la maladie.

Il se comporte également d'une façon différente en présence des réactifs colorants. Il prend toutes les couleurs simples de l'aniline, ce que ne fait pas le bacille de la tuberculose. Dans la liqueur d'Ehrlich sa coloration est plus rapide, et résiste mieux à la décoloration par les acides minéraux.

On a indiqué cette réaction comme le plus sûr moyen de différencier nettement les deux bacilles dans les cas douteux. On traite tout d'abord la préparation pendant cinq minutes par la liqueur d'Ehrlich ; puis on la décolore immédiatement par une solution au dixième d'acide nitrique. Dans ces conditions, tandis que le bacille de Koch est décoloré, le bacille de Hansen garde sa coloration.

Mais le meilleur procédé pour colorer la bactérie de la lèpre, est la méthode de Gram. Pour la faciliter, Lustgarten conseille de laisser séjourner quelque temps la préparation dans une solution d'acide chromique à 2 pour 1000.

Comment pénètre le bacille de Hansen dans l'économie ? Le mécanisme en est mal connu. Les cavités nasale et buccale, et en général le tube digestif, semblent être la voie la plus fréquente d'introduction : on l'observe chez des individus qui mangent ensemble et font usage des mêmes ustensiles. A ce point de vue on doit regarder comme très dangereux de laisser les enfants entre les mains d'une servante ou d'une nourrice, car elles ont pour habitude de leur faire partager leur nourriture souvent enduite de salive qui, comme on le sait, renferme une très grande quantité de microbes.

Vient ensuite la contagion par inoculation qui est surtout à craindre dans les pays lépreux, soit dans les vaccinations préventives de la variole, ou dans celles de la rage, pratiquées avec des instruments non stérilisés après chaque opération ; soit par suite des pansements faits avec des linges de provenance quelconque, comme cela arrive généralement à la campagne.

L'introduction par les voies respiratoires, sauf les fosses nasales, serait extrêmement rare et n'aurait lieu que dans des circonstances exceptionnelles.

La localisation du bacille de la lèpre dans l'organisme a été très bien étudiée par Besnier dans un intéressant mémoire communiqué à l'Académie de médecine de Paris (11 octobre 1887). On le trouve tantôt dans les liquides, tantôt dans les tissus, libre ou inclus dans des cellules lépreuses, ou dans les cellules géantes de Virchow ; isolé ou réuni en faisceaux.

1º *Liquides de l'organisme.* Le *Bacilus lepræ* ne se trouve qu'exceptionnellement dans le *sang*. Pitres ne l'a jamais trouvé là. Neisser, dans ses expériences si nombreuses et si précises (plus d'une centaine), ne l'a pas décelé non plus. Leloir, dans ses observations prises sur cinq lépreux, n'a trouvé que trois bacilles sur vingt préparations. Tous les expérimentateurs qui l'ont vu avouent franchement qu'ils l'ont observé dans du sang pris au niveau des tissus malades, ce qui compromet l'exactitude du résultat.

Néanmoins, des observateurs sérieux, comme Müller,

Köbner, etc., l'ont trouvé dans la circulation sanguine pendant la période fébrile qui accompagne les poussées lépreuses; analogue en cela à l'hématozoaire de Laveran que l'on ne trouve dans l'organisme qu'au moment des accès de fièvre intermittente.

De son côté Arning, s'appuyant sur ces résultats négatifs, nie d'une façon absolue l'existence du bacille dans le sang, même au moment des poussées les plus intenses de la maladie. Il accepte cependant la présence dans le sang d'un élément germinatif de forme indéterminée. Quoi qu'il en soit, qu'on accepte la présence d'une bactérie, l'agent germinatif de cet auteur, ou la toxine sécrétée par le bacille, toujours est-il qu'il y a un effort de l'organisme pour se débarrasser de l'agent pathogène, effort qui se traduit au dehors par la fièvre qui, à des degrés variables, accompagne l'apparition des accidents.

Ces éléments infectieux (bacille, germe ou toxine), provoquent ces phénomènes suivant la loi commune à toutes les affections microbiennes, c'est-à-dire par des accès intermittents et des poussées successives. Le sang, en effet, ne pourrait les conserver ou les tolérer longtemps sans se placer dans des conditions incompatibles avec la vie organique (Besnier). Il les chasse dans les capillaires de circulation autonome et retardée, où ils provoquent des phénomènes de vascularité avec embolies qui gênent la circulation. Unna, Lutz et d'autres léprologistes décrivent très bien ces masses mycositiques, ces embolies capillaires formées par des amas de bacilles. A cette oblitération succède la stase sanguine, la diapédèse globulaire et bactérienne, et conséquemment l'infiltration embryonnaire qui forme avec la pénétration des mycosites dans les espaces lymphatiques les néoplasmes lépreux.

La *lymphe* est le liquide de culture probable pour le bacille de Hansen. C'est dans le système lymphatique, en effet, que les bactéries et ses spores se trouvent en plus grande quantité. Elles sont particulièrement nombreuses dans les espaces lymphatiques dont la circulation est retardée, dans le réseau étoilé du derme, dans le réseau lymphatique cloisonné, dans les lacunes de la trame lamineuse, dans les gaînes lymphatiques des nerfs et dans les ganglions.

Dans l'*urine*, au contraire, on ne trouve jamais le bacille de la lèpre, contrairement à ce que croient les médecins chinois. Il en est de même pour le *mucus vaginal* et *utéro-salpyngien*, fait très important qui exclut du côté de la femme la possibilité de la contagion par les relations sexuelles.

Les *larmes*, la *salive* et le *mucus nasal* présentent de nombreux bacilles toutes les fois que la lèpre s'attaque aux muqueuses bucco-pharyngiennes, à la membrane de Schneider et aux conjonctives.

Le *Sperme* contient toujours des germes et des spores dans les cas de lèpre testiculaire. On les a retrouvés dans ce cas, libres ou contenus dans de grandes cellules lépreuses. Il serait important d'en étudier les relations avec les spermatozoïdes pour élucider l'importante question de l'hérédité paternelle.

Le liquide du vaccin des individus lépreux contient des parasites ; il en est de même des croûtes formées par la dessiccation des pustules ; on le trouve également dans les liquides séreux provenant de l'application des vésicatoires et dans celui que l'on rencontre dans le pemphygus lépreux.

Dans la diarrhée simple ou purulente lépreuse, dans les exsudats, les ulcères et les léprides exfoliantes, gagréneuses, etc., on trouve également des bacilles, dont le nombre est en raison inverse de la quantité du pus.

2º *Tissus, organes et appareils*. — Le bacille de la lèpre se trouve dans presque tous les points de la peau, dans les cellules desquameuses de la couche cornée, comme dans celles qui forment le corps muqueux de Malpighi ; mais c'est surtout dans la trame épaisse du derme, dans la partie succulente du chorion, autour des capillaires et des terminaisons nerveuses qu'on les trouve en plus grande abondance.

Les annexes de la peau : glandes sudoripares, appareils pilo-sébacés, cryptes sébacés, sauf dans les cas de pénétrations traumatiques, jouissent d'une certaine immunité. Cette immunité s'observe dans les glandes en général et dans les émonctoires de l'organisme.

Les muqueuses de relation : nasales, buccales, oculaires, pharingo-laryngées, ainsi que celles du rectum et du gros intestin sont l'habitat fréquent du bacille, surtout dans les formes mixtes et tuberculeuses. Il semble que le reste de la muqueuse digestive, malgré la constante déglutition du bacille, reste indemne. Le fait de ne jamais trouver le microbe dans l'intestin, pas plus que dans les muqueuses vésicale, vaginale et utéro-salpyngienne forme un des traits les plus remarquables de la différenciation avec la tuberculose si fréquente dans ces organes. En dehors des conjonctives, on l'a également observé dans les sacs et les conduits lacrymaux, dans les organes de protection de l'appareil de la vision, et dans la chambre antérieure de l'œil.

Le système nerveux central, axe encéphalo-médullaire, reste indemne : on n'y a jamais remarqué, du moins, ni le bacille ni ses spores. On les trouve au contraire en grand nombre, soit libres, soit inclus dans de grandes cellules, dans les troncs nerveux situés au-delà des plexus, et dans les ramifications de deuxième ou troisième ordre où ils provoquent des névrites et des périnévrites atrophiques ou hypertrophiques.

On a également décelé le microbe de la lèpre dans les tuniques des vaisseaux périphériques (Philippson) ; de là résulte la production des artériophlébites et des capillarites lépreuses.

Dans les viscères hépatiques et spléniques ainsi que dans les testicules on l'a également signalé, formant souvent de véritables tumeurs lépromateuses. Les manifestations dans ces organes s'associent dans les périodes ultimes à d'autres phénomènes de nature tuberculeuse, à dégénérescences amyloïdes ou stéatosiques, origine de ces foyers purulents si fréquents dans toutes les cachexies pyogènes.

Quant à la culture du bacille, bien que quelques auteurs (Bordoni, Uffreduzzi, Boinet, Byron, etc.) soutiennent l'avoir obtenue dans le sérum glycériné ou dans l'agar-agar, elle n'a jamais donné de bons résultats aux autres bactériologistes. Le problème reste donc à résoudre.

Nous en dirons autant des inoculations pratiquées jusqu'à nos jours. Celle qui a été faite sur l'homme par Arning, serait démonstrative, si au lieu d'employer des produits lépromateux, on avait employé le bacille pur de Hansen (1). Il s'agissait du condamné à mort Keami, dans les îles Havaï, qui accepta de se laisser inoculer la lèpre pour obtenir sa grâce. L'opération se fit le 30 septembre 1884, après que l'on se fût assuré que le sujet jouissait d'une excellente santé. Trois ans après, il était atteint de lèpre tuberculeuse. Ce fait, bien que démonstratif, perd beaucoup de sa valeur, en premier lieu parce qu'il est unique et isolé, et ensuite, parce qu'il fut pratiqué sur un homme appartenant à un pays lépreux et que rien ne prouve qu'il n'ait porté en lui le microbe pathogène.

Chez les animaux, les inoculations furent faites avec des produits lépreux par Neissen sous la peau des lapins ; par Damsch, dans le péritoine des chats, et par Bizzozero dans la cornée des mêmes animaux. Toutes ces expériences n'ont donné que quelques

(1) Voir Arning. Ueber eine Lepra Impfung beim Menschen. Verhandlung der Deutschen Dermatologie Gesellschaft, 1889.

nodosités, des péritonites et des kératites à bacilles lépreux. Campana obtient le même résultat avec des bacilles déjà modifiés dans leur virulence, mais aucun de ces auteurs n'a jamais obtenu une infection lépreuse généralisée. Les expériences de Köbner sur les singes et les grenouilles, de Hansen chez les singes, chez les chats et chez les lapins, par Gaucher Hillairet et Vidal chez les cochons, ont donné des résultats également négatifs.

Ceci prouve que la lèpre comme la syphilis n'a pas un animal réactif et que son bacille, comme le disait Arning, est un parasite exclusif de la race humaine. Par conséquent, tandis que l'homme est un terrain de culture favorable pour presque tous les microbes pathogènes, l'animal est souvent réfractaire à toute une série de germes humains qui peuvent être chez lui toxiques ou septiques, mais ne peuvent jamais être virulents (Bernier et Doyon).

SYMPTOMATOLOGIE

Incubation, formes et prodromes de la lèpre

———

Un des caractères les plus frappants de cette maladie est sa longue incubation. En effet, il est encore actuellement impossible d'en préciser la durée, car à côté du cas où la maladie a débuté peu de temps, quelques mois seulement après la contagion probable, il y en a d'autres qui remontent à 10, 20, et même 30 ans, sans qu'aucune manifestation, aucun trouble, ne l'aient même fait soupçonner. Des individus qui ont visité un pays lépreux (et ce fait est analogue à ce qui a lieu pour le paludisme) ont vu l'affection se développer chez eux, dans leur patrie, exempte de lèpre, plusieurs années après leur retour. En tenant compte de cette longue incubation, dit Zambaco, les enfants de parents lépreux doivent être suspectés jusqu'à l'âge adulte, limite, selon lui, de l'incubation.

Il faut cependant distinguer dans la lèpre, comme dans toute affection microbienne, la véritable incubation de l'état de microbisme latent ou inerte dont la durée est indéfinie. Tant que l'incubation véritable est la période de germination du bacille, l'état de microbisme latent comprend tout le temps de tolérance de l'organisme vis-à-vis de l'agent pathogène, ne le laissant pas se développer et n'étant pas incommodé lui-même, de son voisinage. Comme le grain de blé, disent Besnier et Doyon, qui peut attendre indéfiniment les conditions favorables à sa germination, l'incubation vraie, inconnue encore pour la lèpre, ne commence que le jour où le parasite trouve des conditions favorables à son développement et à sa multiplication. Alors se manifestent ces efflorescences cutanées, et ces nombreux symptômes dont nous parlerons tout à l'heure.

Il y a un grand désaccord parmi les auteurs au sujet des différents types que peut affecter la maladie, ce désaccord est dû aux diverses manières d'interpréter le processus, à ses diverses localisations, et surtout à ce que l'infection peut tantôt être limitée, et tantôt se généraliser.

Avec l'Ecole de Vienne, nous décrirons trois types ou formes différentes de la maladie (1). La lèpre anesthésique, la forme maculeuse, la forme tuberculeuse ou parenchymateuse. Nous devons ajouter les formes mixtes ou combinées, et les léprides ou formes frustes, ce qui n'altère en rien notre division.

Quelle que soit la forme clinique qui doit se développer, il existe toujours des phénomènes prodromiques d'une haute importance. Ces prodromes qui, comme dit mon illustre maître le professeur Kaposi, ne suffisent pas à caractériser la forme qui se développera, sont très variés. C'est déjà un processus symptomatique aigu, accompagné de fièvre, de malaise général, d'affaiblissement, de céphalalgie, d'anorexie, de dépression morale, de vomissements, de diarrhée, ou quelquefois de constipation, etc., en un mot les phénomènes avant-coureurs d'une affection aiguë, générale. Dans d'autres cas, les manifestations sont légères, traînantes, comme l'évolution de la maladie, insidieuses, ambulantes, locales ou

____

(1) Nous emploierons comme synonymes les termes type et forme, réservant ceux d'espèce et de variété pour les subdivisions des formes.

généralisées : fourmillements, engourdissements, sensation de chaleur ou de froid, de brûlure, de sécheresse de la peau, picotements, sueurs abondantes, etc., etc. Tantôt ces symptômes s'observent dans un seul membre, ou dans une seule région, par exemple à la face, tantôt, au contraire, ils s'étendent aux quatre membres à la fois.

Ces phénomènes disparaissent pour se reproduire à des époques variables, soit au même endroit, soit ailleurs, en des points symétriques ou non symétriques. Les sensations subjectives les plus bizarres peuvent se présenter, variant avec les individus et peut-être aussi dépendant de la forme de lèpre qui doit se développer.

La face est particulièrement le siège de phénomènes congestifs, qui alternent avec la pâleur, se produisant tous les 8 ou tous les 15 jours, quelquefois avec des intervalles d'un ou plusieurs mois. Bouffées de chaleur qui montent et descendent, comme disent les malades, accompagnent ces rougeurs subites et qui simulent des attaques successives d'érysipèle de la face.

Ces phénomènes érysipélateux sont extrêmement fréquents, surtout dans la lèpre qui doit prendre la forme tuberculeuse ou exsudative. Zambaco va même à proposer le nom de « période exanthématique à répétition » à la place de « période prodromique » pour cette forme. Quoi qu'il en soit, chaque poussée de ce pseudo-érysipèle laisse une légère infiltration qui peut passer inaperçue au début, mais qui ne tarde pas à prendre les caractères de la lèpre à la suite de nouvelles poussées.

Dans d'autres cas, il y a des poussées érythémateuses dans les membres ou sur le tronc, des dermatoses diverses prurigineuses et desquamatives qui annoncent le début de l'affection. Dans les formes maculeuses et anesthésiques pures, beaucoup de ces phénomènes manquent, mais la physionomie du patient offre néanmoins une expression singulière de souffrance et de tristesse. La physionomie est pâle, semble exprimer un grand malheur et sans se plaindre de rien, dit Boeck, paraît appeler tout à son secours.

Mais les prodromes de la lèpre peuvent cliniquement faire défaut, ou bien être représentés par de légères perturbations très obscures dans l'appréciation que l'on peut leur donner : petits malaises inexplicables, « inconcevables et incompréhensibles », avec le présage d'un désastre prochain. On observe cela surtout dans certaines formes frustes, abortives, dans la lèpre mutilante, et plus particulièrement dans les formes bénignes, dans celles où, après la chute d'un ou plusieurs doigts, l'affection s'arrête complètement. Il est dans ces cas là difficile de trouver quelques signes, que l'on puisse rapporter à juste titre à l'invasion de la maladie.

Un signe prémonitoire de la lèpre, très important, d'après Zambaco, presque constant dans la forme anesthésique d'Orient, consiste dans les bulles de pemphygus que l'on rencontre aux genoux (pemphygus lépreux). Nous l'avons fréquemment observé chez nos malades, mais pas aussi souvent que le prétend Zambaco, et autant dans la forme rétractile que dans les formes maculeuse et néoplasique.

Le pemphygus lépreux est en quelque sorte un phénomène de transition entre la période prodromique et le premier stade de la maladie ; il ne diffère du pemphygus vulgaire que par la spécificité et conduit souvent à la suppuration, en laissant des cicatrices dont la recherche est de la plus haute importance dans les cas douteux.

Au coude et sur d'autres points (les parties qui font saillie y sont le plus exposées), cette manifestation est également fréquente, mais elle fait souvent défaut ou est très passagère, étant remplacée alors par une pigmentation de la peau ; celle-ci devient sèche, se desquame avec ou sans altération de ses annexes.

Le pemphygus peut être le seul phénomène initial de la lèpre ; après sa guérison, la cicatrice qui reste est irrégulière, peu épaisse, brillante, dysesthésique ou anesthésique, blanchâtre ou violacée ; cette nuance est pathognomonique pour Zambaco, on dirait la couleur du raisin de Malaga sec (voir plus loin Léprides pemphygoïdes).

Quelquefois, au lieu de pemphygus initial, d'autres symptômes sont les avant-coureurs de la maladie : pustules d'hectyma, vésicules d'hydroa-pemphigoïde, une poussée d'herpès et plus particulièrement le zona ou zoster.

Premier type. — Lèpre anesthésique

Cette forme, également connue sous les noms de lèpre nerveuse (lepræ nervorum), lèpre rétractile, maladie de Danielssen, lèpre trophonévrotique ou systématisée nerveuse de Leloir, lèpre Antonine des auteurs mexicains, fut décrite pour la première fois, d'une manière presque parfaite, par Danielssen. Les prodromes sont généralement de longue durée, et quelquefois elle aboutit à la lèpre tuberculeuse ou à la lèpre maculeuse.

L'anesthésie en est un symptôme constant, quoique non exclusif. Cette anesthésie peut être généralisée, de sorte que tout le corps est insensible, comme nous l'avons souvent observé ; dans d'autres cas, elle est localisée à des régions du corps, souvent peu étendues, de préférence aux membres à la place des cicatrices de pemphygus que nous avons décrit. C'est ce que nous avons souvent observé, en particulier, lors de notre internat à l'hôpital militaire de Bogotá, nous avons examiné des soldats, sur lesquels nous pouvions enfoncer une aiguille de cravate dans tous les membres sans réveiller aucune sensation, la conjonctive se laissait toucher et piquer sans que les malades en eussent conscience, et une grave blessure dont un d'entr'eux portait la trace guérit très rapidement sans causer la moindre douleur. Il serait trop long de rapporter toutes les observations que nous avons recueillies pendant nos études et pendant notre pratique professionnelle dans les départements de Cundinamarca et de Boyacá. Nous espérons pouvoir le faire plus tard : qu'il nous suffise simplement de rappeler ici, en passant, les formes qui sont les plus fréquentes en Colombie.

Dans cette anesthésie il faut comprendre toutes les sensations : perte du sens du toucher, perte de la notion de la température, de la pression, du contact, les piqûres et même la conscience musculaire. Quelquefois même les courants électriques ne ramènent aucune réaction. Cette anesthésie, qui peut quelquefois comprendre les muqueuses voisines de la peau, conjonctive, muqueuse buccale, vaginale, etc., peut s'étendre aux tissus profonds, de sorte que les explorations d'acupuncture les plus audacieuses ne provoquent aucune douleur. Néanmoins, dans certains cas, surtout au début de l'affection, on peut, en certains points, observer des restes de la sensibilité, à des profondeurs variables. Les lésions traumatiques ne provoquent chez ces malades aucune souffrance, et ne paraissent pas se modifier dans leur tendance naturelle à la cicatrisation, à moins que des complications nouvelles ne viennent à éclater sur le point blessé. Notre observation citée plus haut vient à l'appui de ce que nous venons de dire.

Cependant, quelquefois, malgré l'anesthésie la plus complète, les malades souffrent de douleurs profondes intolérables, spontanées ou provoquées par un traumatisme quelconque ou encore même consécutives à une simple inflammation. Quelquefois les zones de distribution de quelques nerfs superficiels, cubital, radial, le flexus cervical par exemple, sont tuméfiées et très douloureuses à la pression. Ajoutons que dans certaines périodes de la maladie, des sensations terribles de brûlure ou de froid peuvent accompagner les plaques d'anesthésie. Celles-ci se forment très souvent à la suite d'accès de paresthésie, d'hyperesthésie, ou d'hyperdermalgie.

Quand l'anesthésie est locale, elle affecte en général la forme de bandes avant de s'étendre à des régions plus étendues. Dans les membres inférieurs, les jambes et les pieds peuvent être envahis en totalité, et tout le tiers inférieur de la cuisse, remontant un peu plus du côté externe, dans les membres thoraciques, les mains, les avant-bras, et une partie du bras, mais toujours plus accentuée du côté de l'extension. Fréquemment, la sensibilité se conserve plus ou moins complètement vers les parties internes, dans la région poplitée, au pli du coude, à la plante des pieds, à la paume des mains, aux faces palmaires et plantaires des doigts et des orteils. Mais il est rare de la voir disparaître du côté de la flexion lorsqu'elle est conservée dans les autres régions des membres.

Les zones d'anesthésie offrent les dimensions les plus variées, depuis celle d'une lentille jusqu'à celle de la main et même quelquefois encore plus grandes. Ces zones sont disséminées sur tout le corps, spécialement au voisinage des régions fessière, sternale, scapulaire, et sur les flancs. Mobiles au début, c'est-à-dire disparaissant en un point pour se montrer ailleurs, dans un autre symétrique ou non du précédent, elles n'ont rien de précis, aucune relation avec les zones de distribution des nerfs et des vaisseaux cutanés comme on pourrait le croire ; leur caractère essentiel est, suivant Quinquand, de présenter les combinaisons les plus variées, une extrême inégalité et une grande irrégularité.

Ces plaques d'anesthésie, dans les formes maculeuses et tuberculeuses, acquièrent une grande importance pour le diagnostic précoce, comme nous le verrons d'ailleurs à propos de ces deux formes.

Les phénomènes d'anesthésie et de dysesthésie produisent du côté des organes génitaux des sensations qui varient avec les individus. C'est ainsi, en effet, que plusieurs malades présentent une grande excitation générique (satyriasis lépreux) surtout au commencement de la forme exsudative ; d'autres au contraire se plaignent d'une indifférence génitale complète. Mais, chez la plupart des malades, nous avons trouvé que ces fonctions restent à l'état normal, quoique l'anesthésie soit complète dans leur appareil génital. Lorsqu'il y a excitation de ces fonctions, on pourrait bien incriminer des phénomènes congestifs et des troubles circulatoires du centre génito-médullaire de Budge et du système périphérique se distribuant aux organes de la génération.

Un phénomène qui mérite d'être remarqué, c'est que dans la lèpre, comme dans la syringomiélie, peut se présenter le phénomène de la dissociation de la sensibilité. En effet, la sensation tactile qui disparaît souvent en même temps que les autres manifestations de la sensibilité peut persister en l'absence des autres. D'ailleurs, on a observé dans la lèpre l'inversion des sensations, le froid paraît chaud, et vice-versa, il peut également y avoir de la sensibilité équivoque, lorsque par exemple un corps froid donne la sensation du contact.

Après un temps plus ou moins long on voit apparaître des lésions trophiques des extrémités (lèpre trophonévrotique), les muscles s'amincissent et finissent par disparaître, les éminences thénar et hypothénar s'affaissent, le creux de la main s'efface et s'élève même à cause de la rétraction de l'aponévrose palmaire. Dans ces cas, les excitations électro-musculaires ne se font guère sentir, et à la face dorsale des mains et des pieds, les tendons des extenseurs forment des reliefs saillants, ce qu'augmente encore la profondeur des canaux interosseux, résultat de l'atrophie des muscles. Cette excavation est surtout appréciable dans le premier espace métacarpien.

Il résulte de ces atrophies et de ces rétractions, que les mains prennent la forme de griffes que l'on a comparées à celles des oiseaux de proie (griffe de Danielssen, grimace des mains), les phalanges métacarpiennes se présentent en extension forcée, en même temps que les autres sont fortement fléchies et dans la demi-flexion. Dans le premier cas, la pulpe des doigts vient s'adapter à la paume des mains, il est difficile de l'en séparer à cause des rétractions qui se produisent au même temps (lèpre rétractile). Le même phénomène se passe du côté du pouce, et la phalange onguéale forme avec la phalange métacarpienne un angle plus aigu que celui que l'on peut faire à l'état normal.

Le pied présente les mêmes rétractions, ce qui lui donne l'aspect bizarre du pied bot avec ses différentes modalités.

Un peu plus tard les articulations phalangiennes grossissent, s'enkylosent et même se luxent; les doigts s'immobilisent dans des attitudes vicieuses, la peau à ce niveau s'épaissit, du côté de l'extension en particulier, où elle forme des bourrelets calleux quelquefois énormes ; il est fréquent de voir se développer à ce niveau de petits abcès, des tournioles et surtout des fissures ou rhagades appelés par Leloir petits maux plantaires initiaux. Ces fissures saignent facilement, suppurent plus ou moins, et font quelquefois partie du processus mutilant. Dans les articulations des pieds on observe des phénomènes semblables, soit avant, soit après, soit en même temps que les lésions des doigts.

Parmi les annexes de la peau, les ongles résistent le plus longtemps aux altérations. En effet, il n'est pas rare de les voir garder tous leurs caractères au milieu des plus graves destructions des doigts, néanmoins quelquefois ils présentent de bonne heure d'importantes modifications. Ils s'amincissent ou deviennent très gros, prennent la forme de cornes, de griffes ou de sabots, se fendent, se desquament avant de tomber. Si les mutilations doivent compléter les symptômes, les poils qui recouvrent les jambes et les bras disparaissent fréquemment en partie ou en totalité (alopécie lépreuse). Par contre, les sourcils sont presque toujours conservés dans cette forme de lèpre, et ne disparaissent qu'exceptionnellement (Zambaco). Nous dirons la même chose pour les cils ; quant aux cheveux, ils ne souffrent d'aucune altération dans cette forme pas plus que dans les autres, comme nous le verrons plus loin.

. Les glandes sudoripares et sébacées peuvent s'atrophier plus ou moins complètement, de là cet état de sécheresse si pénible pour les malades (xérodermie lépreuse). Nous pouvons citer à cet égard l'observation d'un de nos malades qui était obligé de s'enduire d'huile et de diverses pommades pour diminuer cette impression désagréable.

L'atrophie des annexes de la peau est la conséquence d'altérations qui se passent dans les diverses couches du tégument externe ; tantôt l'épiderme se desquame profondément, laissant une ulcération superficielle qui se répare facilement, mais qui se répète souvent ; tantôt cet épiderme se ride sur les points anesthésiés, prend l'aspect de la peau sénile, et contraste énormément avec les parties voisines qui sont saines. Le tégument prend alors une teinte blanchâtre particulière, mate, rappelant celle de la cire, lardacée, et accompagnée de troubles de la circulation qui dans ces cas produisent une anémie cutanée plus ou moins grande : c'est la raison de la sensibilité des lépreux aux moindres changements de température et particulièrement au froid.Ceci explique aussi la diminution de la chaleur animale, la paresse du cœur, et la lenteur du pouls. Ces malades sont, au dire de Zambaco, « très frileux » quoique la température ambriante soit élevée.

Les altérations cutanées expliquent aussi pourquoi les malades, ne peuvent rester longtemps debout, assis, ou dans un décubitus quelconque, sans ressentir de douleurs, d'engourdissement ou de fourmillements désagréables qui les font constamment changer de position. Ils marchent péniblement parce qu'ils ont perdu la sensation du sol, et cessent de manger parce qu'ils ne peuvent saisir aucun objet.

L'atrophie de la peau et des tissus profonds donne à la physionomie, dans cette forme de lèpre, des caractères spéciaux. La face exprime la décrépitude, l'inertie, la stupeur. La paralysie et l atrophie de certains muscles détruisent l'expression, produisent des rides et des déformations variées. La paupière inférieure atrophiée et paralysée conduit au lagophtalmos ou à l'ouverture permanente des yeux ; et comme conséquence d'une xérophtalmie chronique, des kératites et des conjonctivites consécutives ; en même temps, les larmes s'écoulent au dehors, produisant l'épiphora et donnant suite à des érosions et à des ulcérations du visage au niveau de l'angle interne de l'œil.

Les lèvres s'amincissent, s'atrophient et déforment la bouche : il en résulte que la salive s'écoule sur le menton et sur la lèvre inférieure qu'il renverse. Si l'on ajoute à cet état la diminution des facultés intellectuelles, on comprend facilement que certains malades aient une apparence idiote et imbécile. Plus tard, à mesure que les phénomènes progressent du côté des paralysies, dans les sphères de la sensibilité, dans l'atrophie des tissus, etc., on observe une dépression notable de l'intelligence. Le malade reste dans un profond état de stupeur, assis ou couché pendant des journées entières, sans s'occuper de ce qui se passe autour de lui. Il est indispensable alors de le faire manger, de le diriger dans la marche et de le coucher. Petit à petit les autres fonctions s'altèrent, puis survient la déchéance générale qui produit une véritable cachexie lépreuse, conduisant rapidement à la mort, si une complication quelconque si fréquente chez ces malades, ne vient mettre un terme à leurs souffrances.

A la période de rétraction, font suite les phénomènes mutilants. Ceux-ci se développent de deux façons différentes : tantôt les réactions sont vives, aiguës, de marche rapide conduisant aux ulcérations, tantôt les phénomènes sont lents, l'inflammation latente, les tissus s'amoindrissent, tombent en délitescence, sont souvent accompagnés de symptômes subjectifs, picotements, fourmillements, phénomène du doigt mort, etc.

Dans le premier cas, la destruction inflammatoire de la peau peut commencer par de grandes exulcé-rations ou par la formation d'ulcères gangréneux qui gagnent en profondeur, et ouvrent la voie à la fusion purulente. Les tissus profonds, les aponévroses, les tendons, les muscles, les ligaments, les os mêmes tombent dans cette destruction, qui peut même produire l'élimination de fragments osseux atteints de nécrose.

Dans le cas de trophisme latent, les phénomènes ne présentent presqu'aucune réaction, mais ils n'en sont pas moins notables, les doigts et les orteils s'amincissent, les tissus mous s'atrophient, les méta-carpiens, les métatarsiens et les phalanges deviennent filiformes, flexibles, se cassent facilement et dans quelques cas se résorbent.

Un phénomème fréquent de trophisme est le mal
perforant plantaire et le panaris analgésique ou douloureux. Le premier de ces panaris mérite une attention spéciale, étant le caractère essentiel du syndrome
de Morvan.

Quelquefois aussi les tissus sont atteints de pemphygus escarotique, qui, en quelques jours, peut conduire à la chute spontanée d'un ou de plusieurs
doigts, des mains, les pieds, les oreilles et le nez.
C'est la lèpre mutilante ou mal de St-Antoine de
quelques auteurs.

Il y a des ulcérations qui, au lieu de gagner en
profondeur, s'étendent en surface, pour durer indéfiniment. Elles sont surtout fréquentes aux membres
inférieurs, et constituent la forme que nous décrirons
plus tard sous le nom de lèpre lazarine.

Ces ulcérations conduisent rapidement à la cachexie,
mais elles peuvent aussi se cicatriser complètement.
Ces cicatrices, jointes aux rétractions, rendent compte
de ces membres réduits à de simples moignons,
mains en forme de spatule, par la perte de tous les
doigts, comparés par Danielssen aux membres des pho-
ques, elles sont généralement fléchies sur l'avant-bras,
par suite de la rétraction des fléchisseurs : les doigts
sont rétractés, réduits à une ou deux phalanges, enflés
en massue à leur extrémité : presque toujours, les ongles
persistent. Quelquefois, on constate des perforations
diverses : des pieds, de la voûte palatine, de la membrane du tympan, de la cloison nasale, des ailes du
nez, l'irido-cyclite, les taches de la cornée, les siné-
quies, l'atrophie coroïdienne, etc.

Telle est la lèpre anesthésique dans sa forme
complète et typique. Il est évident que rarement
tous ces symptômes se trouvent réunis, et c'est ainsi
que se trouve établie la différence entre l'étude clinique
et l'étude didactique de la maladie. La prédominance
de quelques symptômes caractérise les espèces et les

variétés dont se compose cette forme. C'est là que se trouve le désaccord qui règne parmi les observateurs, et c'est ce qui augmente les difficultés de l'étude de cette maladie.

Ainsi, le Dr Caramidjà, d'Athènes, la divise en hypertrophique ou atrophique, suivant l'état de la peau et le volume des organes malades. Les syndrômes de la lèpre mutilante et de la lèpre lazarine sont différents, suivant Zambaco, de la lèpre anesthésique. Il y aurait ainsi plus de trois formes de lèpre. Pour Leloir, il n'y a que deux formes seulement, la forme trophonévrotique ou systématisée nerveuse et la forme tuberculeuse ou systématisée tégumentaire.

Le Dr Zambaco décrit une forme momifiante, dans laquelle il n'y aurait ni atrophie des interosseux, ni atrophie des régions thénar et hypothénar, et où la chute des sourcils et des cils serait constante, symptôme qui fait généralement défaut dans la maladie de Danielssen. Il donne d'ailleurs d'autres signes qui n'ont rien de précis, et qui dénotent l'anarchie qui règne sur ce sujet.

Deuxième type. — Lèpre maculeuse.

La lèpre maculeuse que n'accepte pas Henri Leloir, comme un type spécial, et qu'il réunit à la forme tuberculeuse sous le nom de lèpre systématisée tégumentaire, n'en existe pas moins comme un type bien caractérisé. Leloir et les autres auteurs, quoiqu'ils nient à cette forme sa place à côté de la variété tuberculeuse et anesthésique, reconnaît cependant que ses symptômes bien que commençant la forme tubéreuse peuvent être de longue durée. Si l'on considère ce qui se passe dans les autres formes de lèpre avec leurs transformations mutuelles, on pourrait dire la même chose pour toutes les formes, et toute division deviendrait inutile. Qu'est-ce qu'une

forme de lèpre ? C'est la localisation de l'agent pathogène pendant un temps infini sur un système
anatomique quelconque, produisant des symptômes
propres à cette localisation. C'est ainsi que l'on a
remarqué sur la peau des symptômes spéciaux,
pendant de longues années, à l'exclusion d'autres,
symptômes appartenant à des formes isolées et circonscrites au tégument externe, donc il y a lieu
d'en faire une forme spéciale, qu'elle se transforme
ou non en d'autres types. Il est vrai qu'elle se transforme souvent dans la forme tubéreuse mais cette
circonstance ne suffit pas à lui ôter la place qui lui
appartient à côté des autres formes.

Des phénomènes prodromiques qui sont la règle
dans les autres formes, peuvent faire complètement
défaut dans la forme tuberculeuse. Celle-ci est essentiellement caractérisée par l'apparition de taches rondes
plus ou moins régulières, de dimensions variables,
depuis le plus petit point jusqu'à la largeur de la main,
et même davantage. Au début elles sont rougeâtres,
teinte disparaissant à la pression ; puis deviennent
grises, plus ou moins sombres, de la couleur du bronze
(Kaposi). Quelquefois elles sont proéminentes, ce qui
est dû à l'infiltration de la peau, autreefois elles sont
déprimées par suite de l'atrophie des téguments à ce
niveau. Suivant Alibert, cette dépression serait constante et caractéristique de cette forme.

Le fond de ces taches est généralement lisse et
brillant, on dirait qu'à ce niveau la peau est couverte
d'huile. Humides ou sèches, mais luisantes, ces taches
peuvent présenter tous les degrés de la pigmentation,
elles peuvent être diffuses, punctiformes, en bandes
plus ou moins larges qui s'entrecroisent avec des raies
blanchâtres ou avec des bandes vitiligoïdes. Dans la
race nègre, la coloration est grisâtre à cause d'une
pigmentation incomplète ; au niveau de ces taches, il

y a une desquamation furfuracée, semblable à certaines formes de pityriasis ou de *carate*.

Cette coloration donne à la peau un aspect particulier efflorescent (fleurs de la peau), couleur quelquefois semblable à l'acné rosacée. Généralement la pression peut réveiller dans ces plaques une sensation variée et même des douleurs plus ou moins fortes. Elles peuvent siéger sur tout le corps, sauf le cuir chevelu, elles sont répandues au tronc, aux membres, au visage, aux mains, aux pieds, jusqu'aux faces palmaires et plantaires, mais d'une façon asymétrique.

Ces taches, qui saignent facilement lorsqu'on les pique avec une aiguille, peuvent changer de siège et de forme, l'extension peut les faire se confondre avec les taches voisines, leur centre peut s'effacer, tandis que le bord s'amplifie et prend la forme de cercles plus ou moins complets (tache annulaire lépreuse et tache circinée).

Ces taches sont insensibles au centre, mais elles sont entourées d'une zone hyperesthésique, plus ou moins large, qui est souvent d'un rose foncé, rouge violacé, quelquefois même jaunâtre et qui les fait ressembler à la tache appelée morphée.

Sous ce nom, Erasmus Wilson et d'autres auteurs décrivent une forme de lèpre maculeuse locale, caractérisée par des taches d'aspect livide présentant des colorations très variées blanches, lardacées, jaunâtres, quelquefois grisâtres et même noires ou sépia, tantôt ces taches sont atrophiques et déprimées, tantôt elles sont infiltrées et proéminentes.

Cette forme n'est pas admise par tous les auteurs : parmi eux, Besnier et Doyon acceptent la forme maculeuse de Kaposi, mais pas comme une affection locale pouvant guérir spontanément et pas susceptible d'infecter tout l'organisme, comme le croit le professeur de Vienne. — Or, ce sont les caractères de la plaque dite morphée (1).

Les caractères de ces taches se modifient lorsque la lèpre maculeuse se transforme en d'autres formes, particulièrement dans la forme exsudative, ou encore lorsque la régression curative que l'on observe quelquefois vient en altérer l'aspect.

A la forme maculeuse viennent se joindre, comme autant d'espèces ou de variétés, quelques manifestations qui, sous le nom de lèpre fruste ou abortive, seront décrites au chapitre des formes irrégulières.

Troisième type. — Lèpre tuberculeuse.

La forme tuberculeuse (lèpre tuberculeuse, noueuse, tubéreuse) que Zambaco propose d'appeler lèpre exsudative ou néoplasique, est la forme systématisée tégumentaire, dans laquelle Leloir comprenait les formes tuberculeuse et maculeuse.

Cette forme peut être primitive, mais elle fait souvent suite à la forme maculeuse. Son début peut être marqué par une infiltration lente de la peau et des parties sous-jacentes, sans réaction générale. Quelquefois elle commence aussi par l'infiltration que laissent à leur suite les attaques successives de pseudo-érysipèle que nous avons décrit au chapitre des phénomènes prodromiques. Enfin, elle peut commencer par des plaques ou par des taches dont les caractères sont plus ou moins semblables à ceux de la lèpre maculeuse, mais qui, en général, évoluent plus rapidement. Elles s'accompagnent souvent d'une grande réaction générale : fièvre pouvant atteindre 40°, céphalalgie, anorexie, courbature, etc.

(1) Voir Besnier et Doyon. Traduction de l'ouvrage de Kaposi. 2ᵉ Edition française, page 434, note première.

Peu de mois plus tard, rarement après les trois premières années, quel qu'ait été le processus, dans son commencement, on voit apparaître, dans diverses parties du corps, des nodosités de forme et de dimension variable, depuis celle d'un grain de millet (tubercule miliaire). jusqu'à celui d'un haricot et même davantage (tubercule lépreux).

Ces grands nodules, qui peuvent être primitifs s'ils ont débuté au niveau des plaques maculeuses, sont presque toujours dus à l'agrandissement de petits lépromes, soit qu'ils se développent dans les plaques elles-mêmes, soit qu'ils se développent au milieu de l'infiltration diffuse. Leur forme est plate ou hémisphérique, rarement irrégulière, leur consistance molle ou plus ou moins rénitente. La peau à ce niveau peut être saine, particulièrement au début et dans ceux qui sont situés profondément (tubercule non excedens), elle est souvent altérée, rouge, pâle, luisante, plus ou moins desquamative (tubercule psoriasique) pigmentée, hyperkératinisée, épaisse ou mince, et en général faisant corps avec le tubercule.

Dans les nodules proéminant soit par leur grand volume, soit par leur origine superficielle, la peau limite leur pourtour, formant un bourrelet plus ou moins régulier, bosselé, et parcouru par des arborisations vasculaires. Les annexes de la peau sont à ce niveau plus ou moins profondément altérées. Quoique disséminés sur tout le corps, particulièrement aux extrémités, le siège de prédilection de ces tubercules est le visage, dans la région sourcilière, le pavillon de l'oreille, les lèvres et le nez. Aux arcades sourcilières, ces tubercules, placés à côté les uns des autres, forment une sorte de chapelet qui déforme la région, caractère qui le distingue de l'acné rosée hypertrophique de ces régions; ils peuvent constituer d'énormes bourrelets qui couvrent en partie les yeux.

Les sourcils et les cils tombent en général plus ou moins complètement.

Les paupières, longtemps indemnes, finissent aussi par se tuberculiser, à la suite de plusieurs attaques d'œdèmes consécutifs à des poussées éruptives si fréquentes dans cette forme de lèpre ; alors elles se renversent en dehors, rarement en dedans (ectropion et entropion lépreux). En même temps se produisent des altérations du côté de la conjonctive palpébrale qui s'infiltre, se rétracte, et quelquefois suppure.

Les complications oculaires sont très fréquentes chez les lépreux ; la cornée peut être le siège de lésions plus ou moins graves, il se développe dans son épaisseur des infiltrations lépreuses simples ou nodulaires, épaisses, dures, quelquefois charnues (panus lépreux), qui évoluent comme les kératites chroniques.

Comme conséquence de l'ectropion et du lagophtalmos, on constate des ulcères, des taches, des abcès interstitiels qui peuvent conduire à la perte complète de la vision ; la sclérotique, l'iris, le corps ciliaire, la choroïde, les nerfs optiques et la rétine, peuvent être aussi le siège d'inflammations ou de productions nodulaires qui conduisent au même résultat.

L'appareil lacrymal partage en certains cas des localisations du bacille lépreux, ce qui donne lieu à l'épiphora avec toute ses conséquences. Quelquefois, les phénomènes oculaires sont accompagnés de douleurs très aiguës.

L'oreille lépreuse est caractérisée, non seulement par la présence de nodosités de formes et de dimensions variées qui attaquent le pavillon, mais aussi par une infiltration plus ou moins notable, particulièrement au niveau du lobule qui pend comme une tumeur épaisse de forme massive, d'aspect cartilagineux, et qui paraît transparente.

Les léprômes peuvent envahir également les conduits

auditifs externes et l'oreille moyenne, ce qui explique la surdité et les otites moyennes lépreuses. Il peut survenir de la suppuration de la caisse du tympan, de la myringite avec rupture de la membrane du tympan, que l'on a pu observer chez quelques malades.

Le nez lépreux est remarquable par les formes bizarres qu'il peut prendre. Le léprome y peut atteindre un volume qui modifie complètement les caractères de cet organe. Le nez s'hypertrophie, devient bosselé, aplati et son hypertrophie peut aller jusqu'à l'occlusion des fosses nasales. Sa déformation, par suite de la résorption des cartilages et des os, le fait apparaître comme brisé, comme si un coup de hache l'aurait frappé dans son bord supérieur ; il prend quelquefois les formes de lorgnette, de bec d'oie, etc.

La pituitaire se tuberculise bientôt, s'enflamme, et l'olfaction disparaît. Cette inflammation peut faire suite à un état de sécheresse très désagréable pour les malades, quelquefois encore elle succède à un écoulement chronique (coryza lépreux), quelquefois très irritante qui excorie et même ulcère la lèvre supérieure. Cet état du nez explique l'haleine fétide que répandent les malades et que l'on peut comparer à celle qui se dégage de la chair en putréfaction ; c'est un véritable ozène lépreux.

Les autres parties du visage, les joues, le menton, et surtout le front, sont également envahies ; au front, les nodules se pressent les uns contre les autres séparés par sillons plus ou moins profonds et simulant, par leur couleur rougeâtre de jambon, l'acné rosée hypertrophique ; quelquefois, sa couleur est jaune pâle, sale, couleur de feuille morte. La bouche se déforme par suite de l'atrophie ou de l'hypertrophie des lèvres qui sont le siège d'ulcérations variées qui se cicatrisent d'une façon défectueuse avec production de plis ou de brides cicatricielles. Il faut y joindre certains degrés de paralysie uni ou bilatérale (monoplexie et displexie faciale lépreuse) également fréquente chez ces malades.

Au cuir chevelu, on a également observé les tubercules, mais exceptionnellement. Nous pouvons citer quelques exemples observés par Hébra et Vidal ; au niveau des tubercules les cheveux tombent. Mais en général, chez les lépreux, la chevelure est conservée et contribue à donner à la physionomie cet aspect caractéristique qui constitue « la face leontiasique ».

Ce facies lépreux est tout-à-fait caractéristique, dit Zambaco ; il ressemble à ces larges masques de carnaval, ou à la pleine lune à laquelle on l'a comparé : lisse, comme verni, globuleux, rond, grotesque et sans expression ; quelquefois avec une expression de stupeur et de souffrance.

Dans la cavité buccale, et en général dans tout l'appareil de la phonation, les altérations sont très variées. C'est une inflammation chronique du tégument, accompagnée d'une sécheresse très désagréable pour les malades ; quelquefois, les altérations attaquent profondément les organes par les nombreux tubercules qui, en se développant, donnent naissance à des glossites, amygdalites, laryngites, angines lépreuses ; il se produit quelquefois de vastes ulcérations de la région avec perforation du cartilage et dégénérescence des tissus. Ceci explique les altérations de la voix. qui est comme voilée, enrouée, criarde. et d'un timbre particulier (timbre lépreux), il peut y avoir une aphonie complète, une grande difficulté pour respirer et pour la déglutition des aliments, entraînant la mort des malades.

La langue se couvre de sillons irréguliers ou régulièrement parallèles qui partent de la ligne médiane comme les nervures d'une feuille, et lui donnent l'aspect strié de la peau du scrotum (langue scrotale lépreuse). Les sillons sont quelquefois tellement profonds que la langue se trouve divisée en un nombre plus ou moins grand de lobules. Des érythèmes variés simples et papuleux peuvent se développer à sa surface et lui donner l'aspect des langues syphilitiques et scrofuleuses ; quelquefois on rencontre des tubercules en nombre plus ou moins grand qui lui donnent le même aspect velvétique de l'intérieur d'une figue.

Toutes ces manifestations tuberculeuses s'accompagnent de troubles de la sensibilité tels que ceux que nous avons décrits dans la forme anesthésique. Mais tandis que dans cette forme ils constituent les symptômes dominants, dans la lèpre tuberculeuse, ils sont plutôt un épiphénomène.

Dans les autres parties du corps le tubercule simule l'érythème noueux rhumatismal (érythème noueux léprosique), on le rencontre de préférence à la partie dorsale des mains et des pieds, aux jambes, au niveau des articulations.

Quand la lèpre a débuté par l'infiltration lente et en nappe, elle peut pendant quelque temps faire croire à un embonpoint naturel, mais elle ne tarde pas à attirer l'attention du malade ou de ceux qui l'entourent. Si alors on cherche avec soin, il est rare que l'on ne rencontre pas des tubercules déjà formés ou en voie de développement. Ces tubercules augmentant au même temps que l'infiltration, donnent aux individus des proportions énormes, ce qui, joint à un certain degré d'épaississement de la peau, donne l'apparence du tégument externe de certains pachydermes (sclérodermie et pachydermie lépreuse) ; on a même confondu cet état avec l'entité morbide qui porte le nom de cachexie pachydermique.

Les infiltrations, généralement plus marquées aux extrémités, donnent aux pieds l'apparence de pieds d'éléphants, d'où le nom d'éléphantie, sous lequel on désigne la maladie. Mais comme une autre affection lui ressemble, il a été nécessaire, pour la distinguer dans le langage scientifique, d'ajouter le nom du pays où cette maladie se rencontre le plus fréquemment, ainsi au terme éléphantie des Grecs qui s'applique à la lèpre, on a opposé l'éléphantie des Arabes qui s'applique à la filariose.

Dans cette forme de lèpre, les mains diffèrent de celles que nous avons rencontrées dans la forme rétractile déjà décrite. Ici la peau est épaisse, rénitente au début, lisse ou plissée comme celle des vieillards plus tard ; elle est tachée ou pigmentée régulièrement (œdème bronzé lépreux), tout à fait caractéristique. Les doigts sont livides, cyanosés, énormes, comme boursoufflés par les exsudats et la sclérose. Ils sont fréquemment le siège de vésicules, de zoster ou de panaris sordides, peu suppuratifs, à répétitions, analgésiques, ou douloureux. Les ongles sont souvent soulevés par des ulcérations qui saignent à la moindre occasion, ils ne s'adhèrent aux doigts que par leur matrice (onyxis et périonyxis lépreux).

Mais ces inflammations et ces tubercules ont une évolution ; si la lèpre doit se guérir ou si elle doit se transformer en lèpre anesthésique, on observe la régression et la résorption du nodule, la disparition des exsudats ou l'apparition de symptômes rétractiles. L'évolution suppurative est la plus fréquente, le tubercule s'approche de la peau, celle-ci se vascularise, s'aplatit à ce niveau sous une forme plus ou moins circulaire, se desquame et finalement s'ulcère. En même temps que le centre se sphacèle, le bord prend la forme d'un bourrelet et constitue ainsi un ulcère cratériforme généralement indolore avec une sécrétion purulente fétide et répugnante qui prend le caractère de la roupie (roupie lépreuse).

Ces ulcérations se fusionnant entre elles, donnent origine à de fortes pertes de substance irrégulières, anfractueuses qui, se creusant, atteignent les os et les articulations, produisant ainsi des mutilations.

Quelquefois, les ulcères débutent sur une petite érosion de la peau et à la suite d'un traumatisme quelconque ; une inflammation exfoliante ou gangréneuse se produit, qui envahit une grande région, et prend une marche chronique (lèpre lazarine). Autrefois, ces ulcères guérissent, mais se reproduisent souvent jusqu'à la cicatrisation définitive. Dans ce cas, il reste des atrophies de la peau, des cicatrices irrégulières, blanchâtres, luisantes, plus ou moins colorées, vascularisées ou non, pigmentées, épaisses comme le kéloïde.

Mais, fréquemment, ces ulcères suppurent indéfiniment, le malade s'épuise, une céphalée continue le tourmente, puis survient de la diarrhée, la fièvre se montre et il meurt dans le marasme et l'hecticité ou par suite de complications variées. Chez beaucoup des malades atteints de cette forme, les facultés intellectuelles se troublent profondément vers les périodes ultimes, la mémoire disparaît et survient alors un véritable état d'idiotisme. Cependant la plupart des malades conservent leurs facultés, ce qui explique leur tristesse habituelle produite par le découragement qu'ils éprouvent devant les insuccès thérapeutiques et qui bien des fois les poussent au suicide.

LÈPRE MIXTE. — LÈPRE COMPLÈTE DE LELOIR

Les différentes formes de lèpre que nous venons de décrire peuvent se combiner, se fusionner chez un seul individu, avec tous leurs symptômes, c'est la lèpre complète ou lèpre mixte. La réunion de ces symptômes pris dans les trois types de lèpre, est une preuve palpable d'unicité de la maladie, de la même origine et de la nature identique de l'agent pathogène.

Quand cette combinaison se fait dès le commencement, la lèpre s'appelle lèpre mixte ou complète primitive. C'est, comme dit Leloir, la forme type de la maladie; les autres n'en seraient qu'une subdivision.

Si la combinaison des symptômes se fait après que la maladie a affecté un des trois types décrits, la lèpre se nomme lèpre mixte ou lèpre complète secondaire. Il en résulte qu'il peut y avoir les combinaisons suivantes : 1° Lèpre mixte anesthésico-maculeuse, anesthésico-tuberculeuse et anesthésico-maculo-tuberculeuse : 2° Lèpre mixte maculo-anesthésique, maculo-tuberculeuse et maculo - anesthésico - tuberculeuse ; 3° enfin, lèpre mixte tuberculo-maculeuse, tuberculo-anesthésique, tuberculo-maculo-anesthésique.

Il serait utile d'entrer dans la description de ces diverses combinaisons, qui peuvent varier à l'infini par suite de l'irrégulière distribution des symptômes. Mais nous nous exposerions à des répétitions inutiles après les développements que nous avons donnés de la question.

FORMES IRRÉGULIÈRES

Nous décrirons dans ce chapitre : 1º La lèpre congénitale ; 2º La constitution héréditaire lépreuse ; et 3º La lèpre fruste ou abortive, y compris les différentes formes de léprides.

Lèpre congénitale.

Après ce que nous avons exposé dans les chapitres de la contagion et de l'hérédité, nous pouvons dire que la lèpre congénitale embrasse toutes les manifestations d'origine lépreuse, développées chez le nouveau-né et même pendant la vie intra-utérine, ayant pour cause unique l'hérédo-contagion.

Ces manifestations plus ou moins graves consistent essentiellement dans des bulles de pemphigus conduisant rapidement au sphacèle et aux ulcérations qui emportent rapidement les petits malades. En effet, il est rare que les enfants lépreux arrivent à la 2ᵉ année, surtout s'ils sont nés avant terme, ce qui est très fréquent, dans le cas de contagion *in utero*. Ils meurent dans les premiers jours ou dans les premières semaines. Zambaco a souvent observé ces produits non viables et aussi des fœtus avortés, présentant des signes indubitables de lèpre. Cela est fréquent lorsque la mère devient enceinte à une période avancée de la maladie.

Nous ajouterons que cette forme, admise par Danielssen et Bœck, est rare, et que l'on voit souvent venir au monde des enfants très bien portants nés de parents en puissance de lèpre. Quoi qu'il en soit, la question est mal connue, et demande de nouvelles recherches.

Constitution héréditaire lépreuse.

Cet état constitutionnel d'origine lépreuse est encore mal connu. Il est sous la dépendance d'altérations organiques et vitales dans les éléments de la conception et de la procréation. Il est caractérisé par un affaiblissement général (Wirchow, Arning) qui, au même titre que dans d'autres affections, place les individus dans un état d'opportunité morbide vis-à-vis de la lèpre. Il peut également produire certaines irrégularités et des arrêts de développement chez les individus qui en sont atteints.

Beaucoup de ceux-ci sont nés avant terme, ont été mis au monde débiles, chétifs, mal développés, avec une peau violacée et d'une couleur obscure, atrésiques, à demi asphyxiés, et qui, la plupart du temps, succombent dans la première enfance.

Ceux qui survivent ne présentent pas la véritable lèpre, mais offrent un squelette incomplet, des imperfections du nez, du crâne, des dents, des oreilles, des os, des articulations, etc., bref, des phénomènes de rachitisme dont la cause ne peut résider que dans une tare héréditaire morbide. Les enfants grandissent mal, l'intelligence, la mémoire et les autres facultés se développent d'une façon incomplète, et quelquefois très tard. Dans le sexe féminin, même lenteur de développement intellectuel et physique ; jusqu'à la puberté, les jeunes filles gardent les traits des enfants, ce que constitue un état spécial que l'on nomme l'infantilisme. L'apparition des règles est beaucoup retardée, elles s'établissent avec de grandes irrégularités et de longues souffrances. Telle est l'hérédité constitutionnelle, dont les imperfections s'impriment chez le nouvel être depuis la constitution de la cellule initiale, et qui par son évolution ultérieure produira les maladies constitutionnelles proprement dites (Besnier et Doyon).

Lèpre fruste ou abortive. — Léprides

Au même titre que les syphilides, les arthritides et les scrofulides, les léprides (improprement appelées léproïdes par Bazin et que Argilagos propose de nommer tsaratides) (1) sont des manifestations lépromateuses la plupart du temps tégumentaires et multiformes qui apparaissent au cours de la maladie ou dans sa période germinative.

Lorsque leur existence est éphémère et isolée de toute autre manifestation lépreuse, mais caractérisée par la présence de l'élément spécifique, elles prennent le nom de lèpre fruste ou abortive constituée par des léprides variées. Ces léprides sont importantes à connaître de bonne heure, car un traitement approprié peut les empêcher de se généraliser.

Nous décrirons seulement les plus importantes ; elles renseigneront sur cette infinité de lésions, et serviront à la fois à compléter le tableau clinique de la lèpre à peine esquissé par la description précédente.

Léprides érythémateuses. — Sous cette dénomination on comprend de nombreux érythèmes simples, apyrétiques ou fébriles, qui précèdent ou accompagnent l'évolution de la lèpre, pouvant durer longtemps et

____

(1) Argilagos. Thèse de Paris, 1860.

dont les caractères sont ceux d'un exanthème semblable à la roséole syphilitique (Roséole lépreuse) ; quelquefois imitant l'éruption qui accompagne la rougeole, à tel point que la forme fébrile peut se confondre avec celle pyrexie.

Le siège de cet érythème est très variable, il peut se rencontrer sur tout le corps, même au visage, caractère qui servira à le différencier de la roséole syphilitique. Tantôt disséminé, tantôt local, il affecte la forme de plaques ou de bandes plus ou moins régulières, lisses ou rugueuses, parfois desquamatives, un peu saillantes et même nodulaires. Comme toutes les léprides, ces érythèmes disparaissent de temps en temps pour se reproduire *in situ* ou dans d'autres points.

Léprides maculeuses. — Les léprides maculeuses sont des manifestations lépreuses de la peau, caractérisées par l'achromie ou pigmentation des téguments, accompagnées de phénomènes variés du côté de la sensibilité, la paresthésie et la dysesthésie au début, l'anesthésie complète plus tard.

Les dimensions de ces macules sont très variables, depuis les plus petits pointillés jusqu'à celles qui occupent de vastes régions, tout un membre, toute la face, le tronc tout entier. En général, ces taches ont des bords très nets comme les contours des pays sur les cartes de géographie, d'où le nom de taches à contours géographiques. Elles sont plus ou moins irrégulières, quelquefois diffuses, lisses et pytiriasiques ; circinées, uniques ou multiples, semblables aux éphélides, quelquefois très fugaces et frustes, pouvant passer inaperçues même des malades. Cette mobilité si fréquente dans les léprides maculeuses, est un précieux signe permettant de les différencier du vitiligo et des formes achromiques et dischromiques de la morphée, bien que cependant la confusion est fréquente.

Mais c'est surtout avec les syphilides pigmentaires

(leucodermie des auteurs allemands) que l'erreur est possible. Les antécédents, le traitement spécifique de la vérole, la recherche du bacille, seront indispensables pour établir le diagnostic.

Léprides érythémato-maculeuses. — Cette forme que nous avons fréquemment observée en Colombie est souvent celle qui ouvre la marche des différents symptômes, particulièrement dans la variété tuberculeuse. Elle est constituée par la réunion des manifestations des deux formes précédemment décrites. Dès les premiers moments de l'évolution de la lèpre, elle se présente comme la seule manifestation, au tronc et aux membres, sous forme de taches hyperémiques, qui disparaissent pour réapparaître plus ou moins rapidement. Leur évolution est la suivante : rouges, actives, angioparétiques au début, elles deviennent rapidement pigmentaires, lisses, à peine desquameuses, de forme et de dimensions très variées et présentant les troubles de sensibilité habituels à toutes les léprides. Quand à ces caractères viennent se joindre ceux que nous allons décrire, elle prend le nom de lèpre girate.

Lèpre girate. — Cette forme dont on peut voir un beau moulage au Musée de l'Hôpital Saint-Louis, sous le n° 265, et une belle gravure, dans la planche III de l'Atlas de Leloir, n'est autre qu'une lépride érythémato-maculeuse ; mais ici, les macules dysesthésiques et hypertrophiques affectent en général des formes discoïdes et s'entourent à la périphérie d'un rebord plus foncé.

Plus tard, le centre de cette tache devient anémique, achromique, anesthésique, laissant sur le pourtour un anneau rosé, vasculaire, pigmenté, qui s'élargit du centre à la périphérie et atteint de grandes dimensions comme les cercles syphilitiques et lupiques.

Si dans son évolution le cercle est interrompu, il prend une forme circinée ou festonnée, s'il en rencontre d'autres en voie d'expansion, il en résulte une fusion qui donne naissance à la forme serpigineuse, en tout semblable à l'érythème marginé. Son siège est très variable, cependant on l'observe plus fréquemment à la région fessière, dans le dos et à la naissance des cuisses.

Ces grands cercles sont livides, un peu rosés ou d'un roux sombre, pigmentés, infiltrés, scléreux, épais et saillants. A la partie interne des anneaux, on observe un petit halo pigmentaire, de nuances variées, diffus, irrégulier, se présentant exceptionnellement sous forme de cercles concentriques.

Les troubles de la sensibilité demandent au début une grande attention pour les reconnaître, car ils sont souvent mobiles, incomplets et douteux. Les annexes de la peau s'altèrent à ce niveau, les glandules s'atrophient, les poils tombent, la sécheresse des téguments est très grande et très désagréable.

Léprides pemphygoïdes. — Le pemphigus lépreux, bien décrit par Danielssen et Bœck, peut se présenter dans toutes les formes de la maladie, et à toutes ses périodes. Nous avons vu qu'il est presque constant chez les lépreux nouveau-nés et qu'il est aussi un symptôme prodromique de la lèpre, surtout dans celle qui plus tard doit être anesthésique. Dans ce cas, il peut durer des mois et des années (jusqu'à cinq ans même, disent Danielssen et Bœck) comme symptôme unique.

Il est tantôt constitué par une seule bulle ou phlyctène, tantôt par plusieurs, se développant dans une partie quelconque du corps, à l'exception du cuir chevelu. Il a une préférence marquée pour les extrémités, surtout au niveau des articulations, à la face palmaire des mains et à la face plantaire des pieds.

Ses dimensions sont très variables, depuis celles d'une petite cerise, jusqu'à celles d'un œuf de poule, quelquefois même beaucoup plus grandes. Son apparition peut être subite et son évolution très rapide.

Quelques heures suffisent à sa formation, et des individus qui, le soir, se sont couchés sans en présenter une seule bulle, se réveillent le lendemain couverts de phlyctènes, qui se sont formées pendant la nuit ; d'autres même n'en sont avertis que par la rupture des bulles dont ils n'avaient pas soupçonné la formation.

L'épiderme est épais, le liquide séreux, lactescent, visqueux, jaune-verdâtre, ou demi-transparent. Après la rupture, ce liquide se concrète en croûtes obscures, peu épaisses, qui tombent et se renouvellent plusieurs fois. Sous l'épiderme, au-dessous de ces croûtes, la peau se montre exulcérée, rouge, généralement douloureuse, sans tendance à l'extension ni à l'ulcération. A son niveau se produit pendant un temps variable une exsudation plus ou moins abondante.

Les phlyctènes de la période initiale se cicatrisent facilement. Les caractères de ces cicatrices que nous avons suffisamment décrits, sont, suivant Zambaco, pathognomoniques de la lèpre ; malheureusement ils ne sont pas constants. Les bulles des périodes moyenne et ultime de la maladie peuvent aussi guérir, mais à leur place il en apparaît d'autres, quelquefois même elles se montrent avant que les premières aient été complètement cicatrisées.

Rarement le pemphigus lépreux se guérit sans cicatrices, mais lorsque cette guérison survient, la peau reprend ses caractères normaux, et les annexes ne sont pas altérés ; dans d'autres cas, si à ce niveau il y a des poils, ceux-ci tombent facilement, et se reproduisent, mais à l'état de poils follets. Très souvent les phlyctènes sont des phénomènes initiaux de la lèpre dite lèpre lazarine, que nous allons décrire ; souvent aussi elles font partie de l'évolution de la lèpre mutilante.

Lèpre lazarine. — Le terme de « mal de St-Lazare » étant le synonyme de lèpre, quelle qu'en soit la forme, nous appellerons lèpre lazarine une lépride ulcéreuse grave qui peut se montrer comme unique manifestation lépreuse. C'est pour cette raison que quelques auteurs l'ont considérée comme une forme spéciale de la maladie, mais nous avons remarqué que, le plus souvent, elle en est une complication, ou le phénomène initial d'une forme quelconque, particulièrement de la forme mixte ou complète.

La lèpre lazarine appartient aux léprides érythémateuses, bulleuses et phlycténulaires, avec production de fortes ulcérations, d'où le nom d'érythème polimorphe, lépreux, bulleux, escharotique, proposé par Leloir, ou celui qui a été donné par Besnier et Doyon, et qui résume les principales manifestations : lépride nécrosique, multiforme, érythémateuse, bulleuse, escharotique, gangréneuse, ulcéreuse, etc.

La lèpre lazarine, la plus grave de toutes les léprides, est fébrile ou apyrétique dans sa période initiale. Elle a en général tous les symptômes prodromiques de la maladie, soit qu'elle se développe isolément, soit qu'elle survienne comme épiphénomène d'une des formes décrites de la lèpre. Quand elle se montre comme complication tardive, les réactions générales peuvent exister, mais sont moins importantes. Quoi qu'il en soit, elle commence par un érythème diffus, en vastes plaques, ou par la forme phlycténulaire, semblable aux bulles qui succèdent à une grande brûlure.

Dans le premier cas, l'infiltration exanthématique, au lieu de se résorber comme cela arrive presque toujours dans les léprides érythémateuses simples, se limite au bout de 24 ou 36 heures, et la peau prend à son niveau la couleur du sang veineux aéré. (Poncet de Cluny). Plus tard, la plaque prend une nuance grise ou gris-jaunâtre, plus ou moins sombre, comparable au parchemin qui semble encastré dans les parties saines qui limitent le contour, lui formant un rebord inflammatoire.

Peu à peu la sérosité qui s'est formée au-dessous,

soulève ce tégument sans vitalité et finit par le perforer. La plaque prise de gangrène forme une eschare qui peut atteindre jusqu'à un centimètre d'épaisseur, mais qui ne tarde pas à s'éliminer (érythème escharotique).

Ce sphacèle donne lieu à un ulcère profond, aux bords taillés à pic, comme les gommes syphilitiques ulcérées. Il peut gagner en profondeur, et atteindre, dans les membres qui en sont le siège habituel, les os et les articulations, dénuder ceux-là, ouvrir celles-ci, en produisant la chute des phalanges, ou des segments plus ou moins grands, constituant une autre variété de lèpre mutilante.

Dans le deuxième cas, c'est-à-dire lorsque le processus commence par une ou plusieurs phlyctènes, elles se remplissent de sérosité plus ou moins rougeâtre, quelquefois complètement hémorrhagique, elles grandissent, s'ouvrent, et l'ulcère est constitué. Cette ulcération est irrégulière, circinée, évolue lentement, parfois serpigineuse, laissant des régions absolument intactes, véritables îlots, où la peau présente son caractère normal. Le fond de ces ulcères est grisâtre, diphtéroïde, comme celui de certains vésicatoires croûteux (Leloir), par places superficiel, ailleurs profond et que Poncet de Cluny a vu envahi par la pourriture d'hôpital.

La sensibilité de ces ulcères est très variable, tantôt ils sont complètement anesthésiques, tantôt tellement hyperesthésiques que le moindre contact produit de terribles douleurs. D'ailleurs, des sensations variables peuvent accompagner son évolution : sensation de brûlure, de froid, de démangeaison par exemple. Plus tard, l'anesthésie est la règle. Mais elle n'est pas très profonde, car il suffit d'enfoncer l'épingle dans les parties saines sous-jacentes pour faire réapparaître la douleur.

Ces ulcères peuvent se cicatriser, soit spontanément, soit à la suite d'une médication bien dirigée.

Mais pour que ces taches disparaissent complètement, il faut compter 2 ou 4 mois, davantage même, temps variable selon l'extension de la maladie et l'état général du malade. La cicatrice, rosée au début, devient blanche, lisse, nacrée, quelquefois chéloïdienne, plus ou moins large, souvent de la couleur du café. (Poncet de Cluny).

Le siège de ces ulcères est variable, ils respectent en général la face et le tronc ; dans les membres, leur siège de prédilection est à la région externe, du côté de l'extension et au niveau des articulations.

Mais ces ulcères ne se cicatrisent pas toujours ; et si la cicatrisation arrive, ils peuvent être remplacés par d'autres, qui se montrent soit au même endroit, soit ailleurs, se répétant par poussées successives, quelquefois subintrantes, qui épuisent les malades, usent sa résistance, et hâtent le dénoûment fatal. La mort peut être la conséquence d'infections variées, de la pyoémie et surtout de la diarrhée coliquative, semblable à celle que l'on observe dans la période ultime du pemphigus non lépreux.

Léprides tuberculeuses. — Il y en a deux variétés : la plaque tuberculeuse (léprôme en tache, en plaque, en nappe) ; et le tubercule lépreux (léprôme nodulaire, tubéreux).

Les plaques tuberculeuses présentent les caractères que nous avons signalés à propos de la description de la lèpre tuberculeuse et de la lèpre maculeuse avec ses infiltrations locales ou généralisées (sclérodermie lépreuse). Ces léprides peuvent être l'unique symptôme de la lèpre pendant de nombreuses années, comme nous l'avons souvent constaté nous-même.

La forme tubéreuse de ces léprides (léprôme spécifique de Leloir, néoplasme lépreux, érythème noueux lépreux, tubercule lépreux nodulaire, etc.), varie depuis la dimension d'une tête d'épingle jusqu'à celle d'un œuf de poule, et même davantage ; ces dimensions correspondent aux périodes de développement, c'est-à-dire à l'âge du tubercule.

Ils croissent tantôt vers la profondeur ; il est alors nécessaire, pour les reconnaître, de déprimer avec les doigts fortement la peau ; tantôt ils grandissent vers la surface extérieure, donnant au tégument un aspect mamelonné, mais plus fréquemment leur accroissement se fait dans les deux sens.

Leur forme peut être ronde, ovoïde, lenticulaire ou pyramidale ; quelques-uns d'entre eux sont aplatis, ombiliqués, discrets ou confluents, de consistance ferme, élastique, hyperesthésiques au début, comme l'érythème noueux avec lequel on peut les confondre ; plus tard ils deviennent anesthésiques.

La coloration, disent Besnier et Doyon, varie énormément, elle peut ressembler à celle de la peau normale, elle peut être pigmentée, livide, rouge, rosée, cuivrée, brune, et même hyperémique jusqu'à simuler, quand ils sont accompagnés de fièvre, les nodosités de l'érythème contusif. Exceptionnellement, il peut être de couleur orangé, jaune sucre d'orge et transparent comme le tubercule lupique, mais ceci est particulier à quelques régions ; sur la peau de la race noire, la teinte est moins variable, ce qui se comprend facilement.

Beaucoup de ces tubercules sont parcourus par des télangectiasies, dues aux fluxions qui se produisent au moment des poussées aiguës, et qui révèlent la gêne circulatoire des parties profondes du derme. Les capillaires comme les artérioles et les veinules restent variqueux après chaque poussée ; plus tard, ces vaisseaux entourent le tubercule et serpentent à sa surface. Ces phénomènes sont surtout faciles à apprécier sur le visage (Zambaco).

Léprides mutilantes. — *Mal de Saint-Antoine, lèpre antonine.* — Nous nous exposerions à d'ennuyeuses répétitions si de nouveau nous nous proposions de faire la description du processus mutilant. Nous voulons seulement faire observer ici quelques cas frappants que nous avons pu remarquer, où la lèpre se borne à produire simplement la destruction plus ou moins complète des mains ou des pieds, quelquefois même des quatre membres à la fois. Lorsque la cicatrisation des moignons est terminée, ce qui arrive généralement assez vite, aucune autre manifestation ne se présente. Il semble alors que l'action de l'agent morbigène est épuisée, et arrêtée dans son œuvre de dévastation.

Ces manifestations singulières du bacille de Hansen correspondent à la lèpre mutilante décrite par Thomsen, Danielssen et Bœck : elles étaient autrefois connues sous le nom de Mal de Saint-Antoine, qu'on a voulu en Colombie séparer de la lèpre (1), et même le rapprocher de l'asphyxie locale et de la gangrène symétrique des extrémités (Docteur Manuel Uribe Angel).

(1) Voir Cenón Solano R. Diagnostico diferencial entre la lepra y el mal de San Anton. Thèse de Bogotá, 1889.

ANATOMIE PATHOLOGIQUE

———

Les altérations anatomo-pathologiques ont été étudiées par Danielssen, Bœck, Virchow, Simon, Pruner, etc. Ces premiers travaux furent corrigés après la découverte du bacille spécifique, et beaucoup d'auteurs ont contribué à compléter, ce que nous savons aujourd'hui à ce sujet, nonobstant qu'il y en a encore beaucoup de points à résoudre. Nous citerons parmi les auteurs qui se sont le plus occupés de la question, Köbner, Hansen, Neisser, Leloir, Neumann, Kaposi, etc.

Avant que Pasteur et les bactériologistes aient fait la révolution scientifique que nous connaissons tous, et avant qu'ils aient créé la science des infiniment petits, tous les auteurs cherchèrent l'élément spécifique de la lèpre, préoccupés avec la fameuse cellule qui devait donner naissance aux léprômes, comme on cherchait d'ailleurs à cette époque la cellule qui devait former les tubercules, le cancer, le siphilôme, etc.

On découvrit, en effet, dans les léprômes, certaines cellules géantes, d'aspect spécial et qui s'appelèrent cellules lépreuses de Virchow. On y vit également certains amas jaunâtres (Hansen) et quelques corps ronds appelés « globi », par Neisser. On sait aujourd'hui que presque tous ces éléments ne sont autre chose que des agglomérations de bacilles et de spores (1).

Depuis la loi de Müller, les recherches prirent une autre voie ; d'après cette loi par laquelle « les éléments d'une tumeur quelconque ont toujours leur type dans l'organisme, soit complètement développé, soit encore à l'état embryonnaire », les prétendues cellules spécifiques n'existent plus. Elles prirent encore une autre direction après l'application de la doctrine microbienne. Ainsi, au lieu de chercher une cellule, on chercha les microbes spécifiques. Encouragées par la découverte du bacille tuberculeux, par Koch, les recherches ne tardèrent pas à donner les résultats que l'on attendait, et le bacille de la lèpre fut enfin découvert.

Nous avons déjà vu la bactériologie de cette affection, nous allons maintenant étudier les altérations des tissus provoquées par le bacille de Hansen.

Les caractères macroscopiques d'un tubercule auquel on a fait des coupes en différents sens, varient avec les périodes d'évolution de la tumeur, la dimension et les points de l'organisme où l'on a pris le néoplasme. En général, au commencement de l'infiltration, une coupe de léprôme nodulaire présente à l'œil nu l'aspect d'une gomme syphilitique ou d'un tubercule cru, mais sa surface de section est plus rouge, plus obscure, et produit, lorsqu'on la presse entre les doigts, une quantité plus grande de liquide pathologique. Celui-ci est sanguinolent et un peu visqueux (Leloir). Plus tard, à une période plus avancée, la surface de section est encore plus foncée,

---

(1) Leloir décrit des bacilles et des spores dans les tissus lépreux. Eklund parle des micrococcus de la lèpre, libres ou associés en chapelets. Babès et un grand nombre de bactériologistes n'admettent pas comme démontrée l'existence des dites spores.

et le liquide pathologique, qui diminue de quantité, devient séreux et sanguinolent. Ce sont les caractères des tubercules et des gommes syphilitiques. Mais le léprôme est moins bien limité que les productions tuberculeuses et gommeuses, c'est-à-dire que sa surface extérieure se continue insensiblement avec les tissus voisins. Quand les nodules sont logés dans l'épaisseur de la peau, celle-ci perd ses caractères anatomiques, elle est difficile à reconstituer et on ne trouve que les vestiges de ses différentes couches répandues par ci par là, au milieu des éléments pathologiques.

Lorsque l'on observe un léprôme à la période de dégénérescence, son centre représente un noyau d'une couleur grise, un peu jaunâtre et granuleux (Leloir). Ce noyau est entouré, de la même façon que dans le tubercule de Koch ou dans la gomme syphilitique, par une zone plus foncée, entourée elle aussi d'un autre cercle un peu rougeâtre. On voit par là combien il est difficile de distinguer entre elles ces trois productions sans le secours de la bactériologie.

Telles sont les lésions macroscopiques du nodule lépreux. Nous ne nous arrêterons pas à décrire l'état de sclérose diffuse de la peau, des muqueuses et des tissus profonds et les phénomènes qui s'y passent. Qu'il nous suffise de dire qu'ils sont les mêmes que ceux de l'inflammation en général, avec ses périodes de congestion, d'exsudation, d'infiltration intersticielle, de régression, de dégénérescence, d'atrophie, d'ulcération, qui, au lieu de se limiter comme les phlegmons, évoluent en couches, en superficie plus ou moins étendue.

Le mode de terminaison est le même dans les deux cas, c'est-à-dire la régression, la gangrène moléculaire, ou l'organisation des tissus scléreux ou cicatriciels plus ou moins épais. C'est ainsi que se forment ces tumeurs chéloïdiennes déformantes, plus ou moins télangiectasiques, que nous avons décrites macroscopiquement à propos de la description de la maladie.

Microscopiquement elles sont constituées par un tissu fibreux plus ou moins dense avec quelques fibres élastiques, et renfermant des éléments vasculaires. D'ailleurs, pour compléter toutes ces notions, nous allons aborder l'étude histologique, passant en revue les différents organes et systèmes que peut atteindre la maladie.

1º *Peau*. — Les observations ont démontré que toutes les couches du tégument cutané, tous les tissus constituants de la peau, et de la couche sous-cutanée, peuvent être atteints quand le processus de la lèpre s'y localise. Mais, c'est surtout dans les couches superficielles de l'épiderme, couche cornée, *stratum lucidum*, corps muqueux de Malpighi, que se révèlent les premières manifestations. Nous devons en dire autant des vaisseaux qui entourent les glandes sébacées et sudoripares, et de leurs conduits sécrétoires.

Les premiers phénomènes consistent dans l'infiltration des cellules embryonnaires qui entourent les vaisseaux ; ils sont remplis de nombreux bacilles, libres ou renfermés dans de grandes cellules. Le revêtement épithélial des glandules, et les cellules du corps muqueux prolifèrent considérablement ; les prolongements de la couche de Malpighi s'enfoncent plus ou moins profondément entre les papilles, qui se présentent à la surface de la peau sous forme de sillons. Ceci, joint au soulèvement simultané dû à l'hypertrophie des corps papillaires, donne à la peau un aspect semblable à celui que présentent les mains des plâtriers.

L'altération des divers éléments de la peau explique très bien les différentes formes que prend la maladie. Si les couches superficielles sont atteintes les premières, on voit apparaître les macules, les taches desquamateuses et pityriasiques, les vésicules et les bulles de pemphigus. Les infiltrations peuvent attaquer aussi bien l'épiderme que le derme. Si l'exsudation reste limitée au pourtour des glandes, ou à une portion limitée du trajet d'un vaisseau, d'un conduit sécrétoire, d'un corpuscule du tact, cette exsudation donnera lieu à la formation des tubercules miliaires qui, grandissant isolément ou s'unissant à d'autres tubercules voisins, constitueront ces énormes léprômes que nous avons décrits.

Dans les tumeurs, au début, le microscope permet de reconnaître une grande infiltration des éléments embryonnaires, semblable à celle que l'on constate dans le lupus. Ces éléments deviennent plus nombreux autour des vaisseaux et des nerfs, leur formant une sorte de manchon, surtout dans les points où ils forment un plexus plus ou moins serré, par exemple au pourtour des glandes et au niveau des papilles.

Plus tard, lorsque l'infiltration se généralise, ces cellules embryonnaires se rencontrent partout, parmi les tissus conjonctif et élastique, et au milieu des autres éléments normaux qu'elles ne tardent pas à épuiser ou à détruire, et dont elles prennent la place. Ces cellules offrent toutes les dimensions, depuis la plus petite granulation, jusqu'à la cellule géante de Virchow. Elles se colorent très bien au picrocarmin, même les plus petites. Les uns proviennent de la prolifération du tissu conjonctif (Virchow), les autres de la diapédèse de Conheim. Quant aux amas jaunâtres de Hansen, l'examen microscopique a montré qu'ils ne sont qu'une agglomération de bacilles et de spores, tantôt libres, tantôt inclus dans des cellules géantes, tantôt isolés, tantôt réunis en amas zoogléiques.

Cette infiltration s'accompagne de tous les autres phénomènes phlogogénétiques, dilatations vasculaires, prolifération des parois, ralentissement de la circulation, etc.... Les cellules des glandes de la peau s'hypertrophient à leur tour, et prolifèrent ; de là proviennent la séborrhée ou l'oblitération, avec la sécheresse du tégument et la chute des poils au niveau des parties atteintes.

Si l'inflammation devient plus intense, il se produit une exsudation séreuse ou sanguinolente, quelquefois même complètement hémorragique, comme nous en avons vu des cas ; c'est le point de départ de la formation vésiculeuse de l'herpès, du zona et du pemphigus lépreux.

D'après l'évolution de la maladie, et c'est un de ses caractères les plus saillants, nous pouvons dire que dans la lèpre, il y a persistance de l'inflammation, un état en quelque sorte chronique et lent de la phlogose, qui ne se rencontre pas dans les manifestations qui ressemblent le plus à la lèpre : les scrofulides et le lupus. Du reste, la terminaison est presque toujours la même dans tous les cas : régression, organisation, dégénérescence, aboutissant ou non à l'ulcération.

Quand il y a régression, les cellules ne prolifèrent plus, la diapédèse s'arrête, les cellules embryonnaires se désagrègent, les exsudats se résorbent, le tout coïncidant avec la rémission des symptômes. En pareil cas, la peau reprend plus ou moins bien ses fonctions, ou bien il se produit une atrophie plus ou moins complète.

Dans le cas d'organisation, les tissus, longtemps surexcités par la présence du bacille de Hansen, s'hypertrophient, les éléments anatomiques se reproduisent, l'activité augmentée du côté de l'endothélium vasculaire, produit avec l'infiltration des parois l'obstruction des vaisseaux, et la diapédèse cesse d'agir. Cette même occlusion s'observe dans les glandes sudoripares et l'appareil pilo-sébacé, d'où la formation de kystes globuleux se remplissant de cellules plus ou moins dégénérées. Les phagocytes croissent, s'organisent, se transforment en tissu fibreux qui étrangle les annexes de la peau, les vaisseaux et les canaux lymphatiques. Le champ d'action des bacilles se retrécit, et ils meurent alors faute de liquide de culture. Les tissus cicatriciels, kératosiques et chiloïdiens sont constitués.

Enfin, les tissus peuvent être atteints de dégénérescence granulo-graisseuse, colloïde et surtout pyocitique; dans quelques cas, elle peut se limiter sous forme de fissures, rhagades ou crevasses, dans d'autres atteindre de vastes régions comme dans la lèpre lazarine et les grandes mutilations. Les faisceaux conjonctifs se détruisent progressivement, soit isolément, par îlots, soit d'une manière diffuse, comme l'on peut s'en assurer par les vestiges de ces faisceaux qui, çà et là, séparent les agglomérations lépreuses. Les fibres élastiques résistent plus longtemps, mais néanmoins finissent par s'altérer ; elles perdent leur aspect ondulé, se fragmentent et disparaissent. Les glandes sudoripares, les follicules pilosébacés, les nerfs, les muscles, les vaisseaux, tout souffre de cette fonte moléculaire qui peut comprendre toutes les couches de la peau et peut même s'étendre aux tissus profonds. De là résultent ces vastes ulcérations qui font tomber des segments plus ou moins grands des membres.

Les liquides exsudés sont séreux ou séro-purulents au début, puis deviennent franchement purulents, sanguinolents même, par suite de petites hémorragies succédant à la destruction des petits vaisseaux. Ainsi, il est fréquent d'y trouver des globules du sang à l'état normal associés à d'autres globules qui sont altérés, à des pyocites, à des bacilles et à des spores. Le nombre de microbes est plus nombreux dans l'exsudation séreuse, il diminue à mesure que la sérosité devient purulente (Leloir), en un mot, la purulence diminue la virulence.

2° *Muqueuses.* — Du côté des muqueuses on remarque les mêmes manifestations : une infiltration des cellules embryonnaires, diffuse ou circonscrite, et de nombreux bacilles, des spores, libres ou renfermés dans des cellules géantes ou dans les cellules lymphatiques. Le derme de ces téguments s'hypertrophie, et les glandules le détruisent. Dans la langue, les papilles deviennent plates, se détruisent en certains cas, par exemple, dans la forme scléro-gommeuse ; elles augmentent dans d'autres formes, d'où la variété de langue scrotale lépreuse que nous avons décrite, et la glossite végétante si fréquente.

La superficie de ce tégument présente des érosions qui ressemblent aux plaques muqueuses, et leur sécrétion contient une telle quantité de bacilles, que l'on croirait être en présence d'une pure culture du bacille de Hansen. L'infiltration s'étend quelquefois en profondeur, et atteint le tissu sous-muqueux, les cartilages, les muscles, les ligaments et même les os, produisant l'atrophie des téguments ou son hypertrophie fibreuse et l'œdème dur, qui, sur la glotte, peut conduire jusqu'à la suffocation. On peut arriver aussi à la nécrose des cartilages du larynx, du nez, de l'épiglotte, à des dégénérescences diverses, aux ulcérations, à la nécrose des os avec toutes ses conséquences.

3° *Organes des sens.* — Les symptômes oculaires que nous avons décrits correspondent à des phénomènes anatomo-pathologiques de l'appareil de la vision, faciles à concevoir, en appliquant ce que nous avons dit plus haut, c'est-à-dire, inflammation lente, exsudation, formation de cellules embryonnaires, accompagnées de bacilles et de spores libres au milieu des exsudats, ou renfermées dans des cellules géantes. Ceci explique les atrophies, les névrites optiques, les altérations de la cornée, de la chambre antérieure de l'œil, de la rétine, etc.

Nous n'avons rien à ajouter pour les autres organes

des sens, le processus étant en tout semblable. Dans l'appareil de l'olfaction, l'altération de la pyramide nasale et de sa charpente ostéo-cartilagineuse, explique ces formes bizarres dont nous avons parlé. Les lésions de la pituitaire peuvent compromettre la fonction olfactive. Dans l'appareil auditif, le processus s'étend à la caisse du tympan, à la trompe d'Eustache, à la membrane du tympan, et même à l'oreille interne, ce qui explique la surdité, si l'on tient également compte des altérations que peut présenter le pavillon de l'oreille.

Les altérations de la sensibilité tactile s'expliquent facilement par les lésions qui irritent et détruisent les corpuscules du tact.

4º *Système nerveux.* — Les altérations du système nerveux tiennent une place capitale dans l'étude de la lèpre, car elles existent d'une façon constante, bien qu'à des degrés variables suivant la forme dont il s'agit. Obscures, presque nulles, mal étudiées, mais incontestables dans les formes maculeuses, elles sont plus remarquables dans la forme tuberculeuse, et dans la lèpre complète. Ces altérations se présentent avec leur maximum d'intensité dans la forme trophonévrotique que l'on pourrait bien définir dans le langage anatomo-pathologique en disant qu'elle est une névrite périphérique, chronique, lépreuse.

Ces lésions constantes dans le système périphérique n'existent pas ou du moins n'ont pas encore été signalées dans les centres nerveux. Il est vrai néanmoins que, d'après Rosenthal, on a trouvé des cas incontestables d'altérations graves de la moelle et de ses enveloppes au point d'émergence des nerfs crâniens. On a signalé également, à côté des méningites exsudatives spinales, des altérations scléreuses des colonnes de Clarke et des cordons latéraux. On a également trouvé du ramollissement allant jusqu'à produire des cavités dans la substance gélatineuse des cornes postérieures, l'atrophie des cellules, des ganglions spinaux et des cornes antérieures, la perte des prolongements cylindraxiles, etc. Ces altérations se rattachent particulièrement à la moelle cervicale, et au renflement dorsal. Mais, malgré les minutieuses recherches qui ont été faites, aucun auteur n'a pu découvrir dans les centres nerveux le bacille spécifique. Il s'agirait dans ce cas, dit Leloir, de la propagation au centre de la névrite périphérique lépreuse.

Dans les nerfs, au contraire, les lésions sont constantes en même temps que la présence du bacille de Hansen, et tous les bactériologistes l'y ont rencontré après Babès, qui, le premier, l'a trouvé là. Cette lésion consiste essentiellement en une névrite intersticielle et parenchymateuse, et en une périnévrite lépreuse qui produit la compression et l'atrophie des fibres nerveuses. Le tissu conjonctif interfasciculaire et les névrilèmes prolifèrent et s'hypertrophient ; infiltrés de globules blancs produits par la diapédèse des *vasa vasorum*, ils sont atteints de sclérose. Cette augmentation de volume, jointe à celle que supporte le périnèvre, donne lieu à des gonflements fusiformes ou annulaires qui s'observent sur différents points du trajet des troncs nerveux.

Cet état est surtout facile à constater dans les nerfs de moyenne grosseur, mais on l'a également signalé dans les gros troncs comme le cubital, le radial, le sciatique, le médian, etc. Cette altération, nous l'avons constamment trouvée dans les autopsies, surtout aux points où le jeu de l'articulation les irrite continuellement. Ce gonflement se révèle à l'exploration dans les nerfs superficiels, comme le nerf cubital dans la gouttière épitrochléo-olécranienne, et le sciatique derrière le grand trochanter.

Le microscope nous révèle au niveau de ces gonflements les altérations signalées plus haut, de nombreux bacilles et des spores libres ou renfermées dans les cellules de Virchow. Leloir les a même vus à l'état de germination, ils sont alors moins longs, gonflés aux deux extrémités, et doués d'une grande mobilité ; il les a trouvés également dans les gros troncs, dans les expansions périphériques, dans les plaques terminales, aussi bien dans les nerfs des membres que dans ceux de la face, et dans les nerfs récurrents.

Mais les fibres nerveuses ne sont pas toutes altérées en même temps, et leur inflammation ne produit pas fatalement leur destruction. On peut voir en effet, sur un même tronc nerveux, à côté de fibres atrophiées, d'autres fibres qui sont simplement comprimées et en voie de destruction, mais on trouve également quelques fibres complètement saines, ce qui explique la variété des phénomènes que l'on constate, et le grand nombre de manifestations si inconstantes dont nous avons fait la description générale.

5º *Système vasculaire.* — Les altérations du système vasculaire sont surtout marquées dans les capillaires, dans les artérioles, et dans les veinules qui parcourent les tissus malades. Ce sont des capillarites, des artérites et des phlébites lépreuses ; les parois de ces vaisseaux s'infiltrent de cellules embryonnaires, les corpuscules du tissu conjonctif prolifèrent ; il en est de même des cellules endothéliales. La lumière des conduits diminue, et même disparaît par obstruction. Les bacilles ou les spores renfermés dans les cellules lépreuses produisent une vascularité oblitérante périphérique qui explique la dégénérescence, les sphacèles, les gangrènes, les mutilations.

Les manifestations peuvent même se montrer sur l'endothélium des gros vaisseaux. Ainsi, beaucoup d'auteurs ont signalé des endartérites de la crosse de l'aorte, des iliaques primitives, la phlébite de la saphène interne, mais cette étude est loin d'être complète et d'être acceptée par tous les léprologistes.

Les réseaux lymphatiques et les vaisseaux sont également atteints d'inflammations ; mais si ces lymphangites sont incontestables pour ce qui est de la peau, des muqueuses et des viscères atteints de lèpre, elles ne sont nullement prouvées pour les gros troncs vasculaires.

Quant aux ganglions lymphatiques, ils ne sont envahis que secondairement ; alors, ils s'hypertrophient, s'infiltrent de cellules embryonnaires et de bacilles contenus dans les cellules lymphatiques ou libres avec ses spores. Plus tard, le tissu adénoïde se sclérose. Ces observations ont été faites dans les ganglions lymphatiques du cou, dans les ganglions épitrochéens, axillaires, du creux poplité, et surtout dans le carré ganglionnaire lépreux de Larrey, formé par les quatre groupes inguinaux et iliaques.

6⁰ *Viscères*. — Les études anatomo-pathologiques de la lèpre dans le foie, la rate, le poumon et d'autres viscères sont peu nombreuses et peu complètes. Dans le foie, on a trouvé des bacilles et des spores au milieu des infiltrations embryonnaires, autour de la veine-porte, des veines et des artères hépatiques. Dans les cellules du foie, ces bactéries entourent comme le ferait une injection, la zone périnucléaire provoquant quelquefois la nécrose de coagulation.

Tous ces phénomènes peuvent conduire à l'atrophie du parenchyme, à la sclérose du foie, à la formation des foyers lépromateux, qui auraient la même évolution que dans la peau (résorption, organisation, dégénérescence). Parmi ces dégénérescences, la dégénérescence colloïde est la plus fréquente, on a trouvé également la variété granuleuse et granulo-graisseuse avec caséification et délitescence purulente allant jusqu'à la formation de véritables abcès.

7.

Mêmes phénomènes pour la rate et le poumon : bacilles et spores isolés ou agglomérés formant autour des troncs vasculaires et nerveux des sortes de manchons qui les oblitèrent et les étranglent, etc... Nous dirons la même chose des testicules où ces phénomènes produisent des orchites lépreuses généralisées ou circonscrites.

COMPLICATIONS

———

Avant d'enregistrer les états morbides qui compliquent la lèpre, nous passerons brièvement en revue quelques entités qui souvent l'accompagnent, soit qu'elles l'aient précédée, soit qu'elles se développent au cours de l'affection. La plupart sont des affections de la peau qui, par leur caractère, viennent altérer le tableau clinique de la maladie de Lazare.

Soit par exemple la syphilis. Cette affection, avec ses nombreuses manifestations tantôt cutanées, tantôt internes, peut fréquemment accompagner la lèpre. Le cas rapporté par l'éminent médecin Colombien, Dr Manuel Uribe Angel, est particulièrement intéressant (1).

Nous devons rappeler qu'il y a des auteurs comme F. A. Simons qui prétendent que la syphilis procède de la lèpre ; cette prétention est fondée sur la diminution plus apparente que réelle de la lèpre lors de l'apparition de la vérole au XVe siècle. Cette croyance trouve un appui dans ce qui se passe actuellement aux îles Sandwich ; on a observé en effet la diminution de la syphilis lors du développement de la terrible épidémie de lèpre qui ravage ce pays en ce moment.

(1) Voir Manuel Uribe Angel. Caso de lepra complicado con sifilis. Anales de la Acad. nacional de Medicina. Bogotá, 1893.

Grand nombre de dermatoses peuvent se développer en même temps que la lèpre, la gale de Norwège, le favus, le moluscum contagiosum, etc.

Différents états constitutionnels héréditaires ou acquis accompagnent l'évolution de la lèpre, et y ajoutent leurs manifestations ; telles sont la scrofule, l'arthritisme, le scorbut, la cachexie strumiprive, etc.

Certaines maladies semblent activer l'évolution de la lèpre, d'autres se développent avec beaucoup de gravité chez les individus lépreux. Nous citerons parmi les premières la malaria (Oldekop) (1), parmi les dernières, la rougeole (Nicholl). On a cru que l'érysipèle, la phtisie et certaines inflammations viscérales étaient antagonistes de la lèpre parce que l'on avait remarqué une rémission de la maladie lors du développement de ces entités. Nous verrons plus tard combien sont peu fondées ces opinions.

La phtisie coïncide souvent avec la lèpre, ces deux affections se partagent ainsi quelquefois tous les membres d'une même famille (Verteuille) (2). La variole influe sur la lèpre et quelquefois l'aggrave (Danielssen et Boeck), dans d'autres cas elle produit sa rémission (Hardy).

Mais les véritables complications de la lèpre sont celles qui s'observent du côté des organes internes, et qui sont produites par le bacille spécifique. Nous en avons déjà parlé à plusieurs reprises, et nous n'avons qu'à les énumérer ici. Ce sont : l'altération du liquide sanguin, les pleuro-pneumonies, les gastro-entérites, la dégénérescence amyloïde du rein, d'origine lépreuse. Les altérations des reins sont avec celles du sang la cause de ces œdèmes qui s'observent à la fin de la maladie.

Mais ces altérations sont mal connues. Nous dirons

---

(1) Voir Oldekop. Lèpre caprisca. Archives de Virchow, 1863.

(2) Verteuille. Lettre au Dr Leloir. Voir son traité sur la lèpre.

la même chose de celles du foie qui coïncident avec les lésions déjà étudiées. Elles sont constituées par un état chronique simple ou néoplasique, avec troubles plus ou moins importants dans le fonctionnement de de la glande hépatique.

Les complications du côté des testicules produisent le testicule lépreux dont les symptômes ressemblent à ceux de la syphilis et de la tuberculose, et même du cancer au début.

Une des plus fréquentes complications est celle qui atteint les organes des sens, en particulier les yeux. D'après Kaurin de Molde (Norwège) on les trouve dans les 64 % des malades, ce qui explique le nombre des borgnes et des aveugles parmi les lépreux.

DIAGNOSTIC

Les caractères des taches, les troubles de la sensibilité, les infiltrations parenchymateuses, les tubercules, les mutilations, les rétractions, les ulcères, etc., sont les grands syndrômes qui permettront de faire le diagnostic de la lèpre. On pourra également tirer grand profit des antécédents des malades, de la manière dont a débuté leur affection, et surtout de l'examen bactériologique.

Dans les cas types de la maladie, lorsque la plupart de ces manifestations sont apparentes, si on y ajoute les troubles oculaires, la couleur et l'atrophie de la peau, l'ampleur de la face, son aspect suppliant propre à la forme trophonévrotique et l'aspect grotesque de la forme tuberculeuse, on peut dire que le diagnostic est facile. Mais on ne peut pas en dire de même des formes larvées, abortives et irrégulières. Variée à l'infini, disent Besnier et Doyon, dans ses formes et variétés, présentant de nombreux symptômes mobiles contradictoires, de double face, pas un seul pathognomonique de l'affection, la lèpre, la plus compliquée de toutes les maladies défie toutes les descriptions les plus exactes et les plus complètes dont la connaissance dirigera sûrement les praticiens pour établir un diagnostic précis. Ainsi s'expliquent les erreurs commises tous

les jours et les différences qui partagent les léprologistes, les syphilographes et les dermatologistes sur
certains points particuliers.

Les formes maculeuses et tuberculeuses peuvent
être au début confondues avec quelques manifestations de la syphilis secondaire : la forme rétractile,
et la lèpre lazarine, avec les accidents tertiaires de la
même maladie. Mais les antécédents, le début, les
caractères des efflorescences, et surtout les altérations
de la sensibilité qui n'existent pas dans les manifestations de la syphilis, l'évolution ultérieure de la
maladie, l'examen bactériologique et le traitement
spécifique, seront la base de la différenciation des
deux maladies. Nous dirons la même chose pour les
troubles oculaires, auditifs, laryngés, pharyngiens
qui, tous, se ressemblent dans les deux affections.

La gale de Norvège, quand elle existe depuis 30
ou 40 ans, peut également être confondue avec la
lèpre. En effet, la maladie de Bœck produit sur le
tégument des dépôts cailleux d'un ou deux milli-
mètres d'épaisseur, qui percent la peau et les ongles
de cavités et de crevasses, tantôt sèches, tantôt
humides, qui évoluent lentement et quelquefois suppurent. Les antécédents, les différences du début
dans les deux affections, la présence d'acares, d'œufs
et de larves dans les sillons cutanés lorsqu'il s'agit
de la gale, la présence du bacille de Hansen quand
il s'agit de la lèpre, permettront de faire le diagnostic.
Il ne faut pas oublier que la gale, la syphilis et
d'autres dermatoses peuvent exister en même temps
que la lèpre.

On peut la confondre aussi avec l'acné rosée hypertrophique, lorsque la forme tuberculeuse se développe sur le front. Le siège des tubercules, l'infiltration, l'aspect, la coloration, presque tout est identique
dans les deux cas. Mais l'acné ne se généralise jamais,
et les tubercules lépreux sont rarement localisés ex-

clusivement au front; les sourcils tombent presque toujours dans la lèpre, rarement dans l'acné rosée, et toujours les antécédents, l'évolution de la maladie, et l'examen bactériologique lèveront les doutes (1).

Nous dirons la même chose du lupus, du sarcôme pigmenteux généralisé, de l'érythrodermie héréditaire, de l'acromégalie, de l'actinomycose, du moluscum disséminé, de la maladie de Parkissòn, et enfin de beaucoup d'autres affections. Avec l'érythème exsudatif multiforme, l'hésitation ne pourrait avoir lieu que dans les formes anormales de la lèpre, car nous le répétons encore une fois, les formes régulières de cette affection présentent un aspect tellement caractéristique, que le diagnostic peut être fait même par les personnes étrangères à la médecine.

Mais il existe des cas très difficiles, par exemple les léprides tuberculeuses dont les nodules se logent profondément dans les tissus, et qui peuvent seulement se déceler par la palpation digitale et la dépression profonde de la peau. Dans ce cas les nodules pourraient être confondus avec les gommes scrofulo-tuberculeuses, syphilitiques et sarcomateuses au début. On les différencie par la dissémination propre aux affections lépreuses et parce que le tissu des granulations n'est pas comme dans les autres formes réuni en foyers isolés. On distinguerait aussi les granulations par leur évolution plus lente dans l'éléphantiasis des Grecs, par les dimensions plus petites des cellules embryonnaires et par leurs réactions histo-chimiques, car elles n'ont pas dans la lèpre la même sensibilité aux réactifs que dans les gommes scrofulo-tuberculeuses, les tubercules lupiques, le cancer, etc. Il y a réellement dans la lèpre une tendance à l'évolution lente, c'est pourquoi on voit

(1) Voir Ernest Besnier. Acné rosée hypertrophique du front. « Le Musée de l'hôpital St-Louis ».

des foyers rester assoupis pendant de longues années, sans tendance aucune à la réaction aiguë ou à l'extension. On a invoqué également, dans ce cas, le peu de tendance du tubercule lépreux à se ramollir de la circonférence au centre, en même temps que beaucoup d'autres signes qui ne sont qu'une vue de l'esprit. C'est en tenant compte de l'infidélité de ces signes et de la difficulté du diagnostic, que l'on se basera davantage sur l'ensemble d'autres symptômes et surtout sur le contrôle bactériologique.

La forme maculeuse est celle qui donne le plus de prise aux erreurs par ses nombreuses ressemblances avec les anomalies de la pigmentation cutanée et qui relèvent d'autres causes (vitiligo, syphilides pigmentaires, érythèmes divers, etc.). Le diagnostic est aujourd'hui facile pour ceux qui disposent d'un laboratoire ; pour les autres, les antécédents, l'origine, l'évolution de la maladie, les troubles nerveux, seront des bons auxiliaires pour permettre un diagnostic définitif. Cependant il reste presque impossible dans beaucoup de cas ; car, comme l'a dit très judicieusement Zambaco, pour bien diagnostiquer la lèpre, il faut connaître à fond la syphilis et ne pas ignorer la dermatologie.

Quant à distinguer quelques cas irréguliers de lèpre, et à bien les différencier de la syringomyélie et du panaris analgésique de Morvan, le microscope peut seul résoudre cette question ; mais la bactériologie sur ce point est encore très incomplète, et l'anatomie pathologique reste à faire. Remarquons en passant que quelques auteurs, Zambaco, Souza, Martins, Evaristo Garcia, et d'autres encore, croient que ces différentes maladies ne sont qu'une seule et même entité, la lèpre.

Cependant, nous résumerons ici les signes qui ont été donnés jusqu'à ce jour pour différencier ces deux entités ; avec Thibierge et Castañeda, nous dirons que dans la syringomyélie, on rencontre de la perte de sensibilité occupant de vastes régions, et toujours la dissociation de la sensibilité ; la scoliose serait constante, et les panaris indolents. Il y a dans cette affection, altération du renflement dorsal de la moelle, absence de tubercules cutanés, et surtout absence absolue du bacille de la lèpre.

Le syndrôme de Morvan, considéré généralement comme une forme de syringomyélie, présente, d'après Jeanselme, les caractères différentiels suivants : dans la maladie de Morvan, les panaris se porteraient plus particulièrement aux extrémités supérieures, quelquefois aux doigts d'une seule main, tandis que dans la lèpre, ils se montreraient indifféremment aux doigts et aux orteils. Dans la syringomyélie simple, de type Morvan, l'anasthésie revêt la forme vestimentaire, tandis que dans la lèpre elle se présenterait en bandes, au début, puis deviendrait segmentaire. Pour faire ce diagnostic de la sensibilité, il faut se servir d'instruments de précision, tels que le stésiomètre dynamométrique, sans quoi, souvent les résultats seraient incertains. Les phénomènes dysesthésiques de la syringomyélie respectent généralement la face et le tronc, et s'attachent particulièrement aux quatre membres. Rarement dans la maladie de Morvan on constate une paralysie faciale qui, en tout cas, serait d'origine centrale ; dans la lèpre ces paralysies, beaucoup plus fréquentes, reconnaîtraient une cause périphérique. Les nerfs cubitaux restent dans leur état normal, ou sont peu augmentés dans le syndrôme de Morvan, les reflexes s'exagèrent et la scioliose serait très fréquente. Dans la lèpre, les mêmes nerfs sont presque toujours fusiformes et noueux, les réflexes diminués ou normaux, la scoliose n'existerait jamais.

Comme on le voit, le Dr Jeanselme laisse de côté l'analgésie des panaris, caractère qui a joué un rôle si important dans la maladie de Morvan, il n'insiste pas davantage sur la dissociation de la sensibilité qui a été le grand symptôme de la syringomyélie. En effet, il a souvent remarqué, et nous l'avons nous-même souvent constaté, que le sens du toucher se trouve autant compromis que la sensibilité thermique et la sensibilité à la douleur dans toutes ces maladies ; et tant dans la lèpre que dans le syndrôme de Morvan, on trouve des panaris indolores ou très douloureux.

En détruisant ces deux grands signes différentiels, qui de tout temps ont été caractéristiques des deux complexes symptomatiques, il ne reste plus que quelques symptômes difficiles à apprécier et très incertains, d'où la nécessité, pour arriver à un diagnostic précis, de chercher les ressources de l'anatomie pathologie et de la bactériologie.

Il suffit, comme l'ont fait Sabrazés et Pittres, de prendre un nerf sur un point analgésique ; dans le cas de lèpre, on trouvera le bacille de Hansen.

Le diagnostic différentiel entre la lèpre et la sclérodermie, est quelquefois très difficile, surtout dans la variété phymatoïde de la forme tubéreuse, le même facies, large et rond, « visage en pleine lune » dans les deux affections, la même infiltration scléreuse des téguments. Mais les commémoratifs, la marche de la maladie, les troubles mentaux, si communs dans le myxœdème, rares dans la lèpre, l'atrophie du corps thyroïde dans la sclérodermie, l'absence des tubercules dans cette même affection et qui rarement manquent dans la lèpre, à côté de l'infiltration diffuse ; enfin l'examen bactériologique trancheront la question.

Remarquons que pour quelques auteurs, Zambaco par exemple, la plupart des cas où l'on diagnostique la cachexie pachydermique rentrent dans la lèpre.

Parmi les formes locales, nous devons dire que quelques auteurs pensent que la « morphée » est une variété de sclérodermie, tout à fait indépendante de la lèpre. Au contraire, l'opinion de Wilson acceptée par Kaposi est la suivante : « la morphée est une forme de lèpre locale, ne se généralisant que difficilement » ; cette importante question demande des recherches plus approfondies.

On peut également confondre avec la lèpre fruste, beaucoup de manifestations locales irrégulières, trophonévrotiques, d'origine nerveuse, rhumatismale, paludéenne ou traumatique; le béri-béri, les dactylites scléreuses déformantes, certaines manifestations ostéofibreuses, les ostéo-arthrites des petites articulations, le panaris hyperesthésique de Quinquaud, le zona, l'aplasie lamineuse du visage, l'hérytromélalgie, etc.

Mais la confusion ne peut se prolonger longtemps, car les antécédents, une médication bien dirigée, et la biopsie suivie de la recherche du bacille rendront le diagnostic facile.

Il serait trop long d'énumérer toutes les affections qui ont été confondues avec la lèpre. Dans les pays lépreux, il n'y a pas une seule dermatose dont on ne soupçonne l'origine lépreuse. Nous citerons seulement le micosis fongoïde et le sarcôme au début, l'aïnhum ou lèpre dactylienne de Collas (non exclusive à la race noire, comme il a été dit souvent), la lymphodermie pernicieuse hystérique ou d'autre origine, l'atrophie musculaire progressive, les myélites chroniques, les névrites périphériques : parmi les principales. Il faut bien des fois dans ces cas, pour arriver à un bon diagnostic, faire des examens attentifs et répétés ; une enquête sérieuse sur les caractères locaux des manifestations est nécessaire, l'étude de l'état général du malade, et les antécédents. C'est par ce seul moyen que l'on arrivera rapidement, aidé du microscope, à limiter la discussion à deux ou trois entités, qu'il faudra encore examiner pendant quelque temps avant de se prononcer d'une façon définitive.

PRONOSTIC

Le pronostic de la lèpre, quelle que soit sa forme, est toujours grave, la lèpre conduit presque toujours à la mort. Celle-ci survient, soit par les progrès de la maladie, soit par ses complications.

Les formes mixte et tuberculeuse sont les plus graves, elles ne s'arrêtent dans leur marche presque jamais autrement que par la mort. Dans ces formes, l'empoisonnement de l'organisme se fait beaucoup plus rapidement que dans les autres, et la cachexie fait rapidement suite à l'évolution de la maladie.

La forme anesthésique, dite encore « lèpre à bacille atténué », traîne davantage dans son évolution, mais conduit néanmoins souvent à la mort. Il faut également tenir compte dans le pronostic des mutilations et des rétractions cicatricielles ou autres, qui rendent l'existence inutile et insupportable. La forme maculeuse serait la moins grave de toutes.

Quelques complications telles que les altérations de l'appareil de la vision, celles de l'olfaction, du tact, et de l'ouïe, conduisent à la perte complète de ces sens et assombrissent considérablement le pronostic. Nous dirons la même chose pour la perte du goût, de la voix, de l'articulation du langage, qui résultent des altérations du larynx et de la langue.

Il faut également tenir compte, dans le pronostic,

des troubles intellectuels qui quelquefois conduisent au suicide, comme par exemple chez le malheureux père d'un de nos collègues. D'autre part, il nous paraît difficile de trouver une famille plus malheureuse que celle d'un lépreux, d'autant plus que, si plusieurs de ses membres sont atteints de cette triste affection, la société s'éloigne d'elle, la repousse constamment, elle doit se séparer de ses membres, ou dans le cas contraire donner les soins minutieux qu'exige l'état de ses malades.

Il y a néanmoins de nombreux cas où la maladie s'arrête dans son évolution, soit d'elle-même, soit à la suite d'un traitement bien dirigé. Hansen, Besnier, Doyon et beaucoup d'autres auteurs sont de cet avis. — Le Dr Carrasquilla le croit aussi, à la suite de son traitement sérothérapique, comme nous le verrons tout à l'heure. Yersin, selon Bernheim (1), serait, par le même procédé, arrivé à la guérison de 75 cas °/₀ (?).

Les formes larvées et circonscrites de la maladie n'auraient pas un pronostic grave, si on les admet avec quelques auteurs comme formes locales ne se généralisant presque jamais, et guérisant spontanément. Nous avons dit ailleurs que d'autres auteurs ne croient pas à ces prétendus cas de lèpre circonscrite.

(1) Voir Bernheim, Immunisation et sérumthérapie.

MARCHE, DURÉE ET TERMINAISON

La lèpre est une affection essentiellement chronique. On distingue dans son évolution quatre périodes, qui sont les suivantes : la période d'incubation, la période prodromique, la période des manifestations lépromateuses et la période finale ou cachectique.

L'incubation, dont la durée est inconnue, se confond avec la période indéterminée de tolérance du bacille, et qui peut être plus ou moins longue.

Les prodromes, s'ils existent, ont une durée très variable, qui peut être de quelques heures à plusieurs semaines, de quelques mois à plusieurs années, avant de passer à la période d'état. Rappelons en passant que le pemphigus lépreux a été, en raison de son importance, considéré par Zambaco comme un état de transition entre la période prodromique et la période symptomatique de la maladie.

Les symptômes évoluent généralement très lentement, et s'il est vrai que quelques-uns se développent d'une façon aiguë, ils donnent lieu cependant à de longues périodes de rémission qui font même croire que la maladie est complètement arrêtée. On observe ces faits dans certaines formes tuberculeuses et dans les phénomènes mutilants de quelques variétés de lèpre. Chez les enfants et les individus débiles la maladie marche d'une façon très rapide, comme il résulte des nombreuses observations.

La durée des différentes formes de lèpre est variable, la forme tuberculeuse et surtout la forme mixte ou complète, sont celles qui progressent le plus rapidement, 8 à 10 ans suffisent, quelquefois moins pour parcourir toutes les étapes. Mais il faut pour cela que l'organisation puisse le supporter. En second lieu viendrait la forme maculeuse, au dire de quelques auteurs; cependant le Dr Caramidja, d'Athènes, pense qu'elle est plus rapidement mortelle que la forme exsudative ; nous ne trouvons pas que cette assertion soit bien fondée. La durée moyenne de cette variété serait de 18 à 20 ans.

La lèpre anesthésique est la plus lente de toutes : on a observé des malades atteints de cette variété qui ont vécu jusqu'à 80 ans et même davantage. Zambaco, dans son ouvrage « Voyage chez les Lépreux », en cite de nombreux exemples, et chez beaucoup de ces malades la maladie avait débuté pendant leur enfance. Par conséquent, il est inexact d'assigner à la lèpre anesthésique la même durée qu'à la lèpre maculeuse.

D'après Hansen, la lèpre anesthésique, lorsque la vie des individus se prolonge longtemps, ne serait que la forme ultime de la maladie, soit qu'elle ait débuté sous cet aspect, soit que les autres formes aient pris les caractères de la lèpre anesthésique.

La mort a lieu, dans la plupart des cas, par suite de l'affaiblissement général qui mène à la cachexie; l'organisme, fatigué après une longue lutte avec l'agent morbide et les produits toxiques, s'use complètement; la fièvre hectique s'allume peu à peu, la circulation se ralentit, abandonne les extrémités, et la mort survient après une longue agonie.

Autrefois, ce sont les complications qui emportent les malades : des germes variés, inflammatoires et septiques, peuvent s'implanter en trouvant une voie d'entrée dans les ulcères, les fissures, les léprides exfoliantes. C'est l'origine de l'érysipèle, de la pneumonie infectieuse, de la septicémie, de l'infection purulente, de la pourriture d'hôpital, des angioleucites, etc., affections rapidement mortelles.

Ces modes de terminaison sont surtout fréquents dans les formes tuberculeuses et mixtes ; dans les autres variétés, la mort survient plutôt par des maladies intercurrentes telles que l'entérite, l'albuminurie, la phtisie, les affections du foie et la pneumonie, en particulier. Cette dernière maladie a-t-elle une origine lépreuse ? C'est très probable, et beaucoup d'auteurs s'accordent à considérer le bacille de la lèpre comme pouvant provoquer non seulement des tubercules lépromateux du poumon, mais encore l'inflammation aiguë de cet organe. Cependant, les preuves anatomo-pathologiques font défaut, et l'on pourrait invoquer l'opportunité morbide créée par l'état lépreux vis-à-vis de cette complication.

En effet, dans tous ces cas lorsque le tonus organique des éléments anatomiques diminue, par suite de l'introduction de matériaux nutritifs viciés pour les toxines, il en résulte une vitalité défectueuse qui facilite l'invasion des agents morbides qui nous entourent et qui partout nous menacent ; à cet état vient encore s'ajouter l'affaissement moral des malades, d'où les affections vasculaires, cérébrales, médullaires, les affections pleuro-pulmonaires, la diarrhée, la péritonite, etc.

Un autre mode de terminaison est la folie, moins fréquente il est vrai, mais qui souvent mène au suicide.

Cependant, tous les cas ne conduisent pas infailliblement à la mort, on a remarqué que la lèpre peut être guérie ou rester indéfiniment stationnaire. Dans ce cas, le malade reprend ses forces, les ulcères se cicatrisent, les léprômes disparaissent, la sensibilité renaît plus ou moins complètement, et les individus peuvent atteindre un âge plus ou moins avancé, sans d'autre altération que les traces indébiles de la maladie.

TRAITEMENT

Nous passerons successivement en revue, dans ce chapitre, le traitement de la lèpre : 1º Par les différentes substances qui ont été en tout temps considérées comme ayant une action défavorable sur le développement de la maladie ; 2º le traitement hygiénique ; 3º le traitement par la sérothérapie.

1º Traitement par différentes substances médicamenteuses.

Beaucoup de substances ont eu la réputation de guérir la lèpre, la plupart d'une manière empirique, quelques-unes sans aucune preuve sérieuse.

L'opinion publique attribue une bonne influence aux os de certains reptiles, la vipère par exemple, ou de quelques oiseaux, tels que les corbeaux, soit qu'on les ait fait macérer dans l'alcool ou le vin, soit que l'on en ait fait une décoction dans l'eau. Les morsures de salamandre, couleuvres et autres reptiles, agiraient dans le même sens. Au contraire, Chernovitz raconte dans son Dictionnaire populaire de médecine, l'histoire d'un lépreux qui, au Brésil, s'est fait mordre par un serpent à sonnettes, espérant ainsi obtenir la guérison, et qui, quelques heures après la morsure, succomba à l'empoisonnement par le venin.

Nous avons pris note d'une observation du Dr Dyer, communiquée à la conférence de Berlin, qui eut lieu en octobre dernier, et qui se rapporte à l'emploi du sérum antivenimeux de Calmette : sur cinq cas de lèpre, les injections ont donné une amélioration notable dans quatre cas ; pour le cinquième, le résultat a été négatif.

Parmi les nombreuses substances qui ont été successivement vantées puis abandonnées, nous citerons : l'hydrocotyle asiatique, donné par Boileau à la dose de o gr. 50 par jour ; l'alun et le sulfure rouge d'arsenic, employés par les missionnaires d'Annam et du Tonkin ; le safran, l'asclepias gigantea, l'anabase, l'hellebore, l'aristol, le mantostrum sauvage (Plinio).

La salsepareille, l'ura brasilensis, l'assocou, le daphné mézereum, le tondin, la quinine, le phosphore, le bismuth, l'antimoine, la strychnine, la brucine, l'acide salicylique, les huiles de foie de morue, de noyer, d'anacarde, le sirop de raifort iodé, l'iodure de fer, etc., etc.

D'après nos expériences, l'action de l'hoan-gnan est bien démontrée, administrée à la dose de 30 à 40 centigrammes. Cette substance produit des secousses musculaires, et rend aux malades les forces perdues qui ne leur permettaient plus de se servir ni de leurs membres inférieurs ni de leurs mains. Ses effets sont aussi indiscutables, après quelques mois de traitement, sur les tubercules et sur quelques autres manifestations, ils peuvent être comparés à ceux de la strychnine, bien que moins actifs ; son emploi exige aussi une grande surveillance des malades.

En Colombie, on emploie beaucoup comme remèdes certaines plantes du pays, qui jouissent auprès du peuple d'une réputation curative. D'après le Dr Ricardo de la Parra, on aurait obtenu des guérisons sérieuses à la suite de l'emploi du guaco, le yulo, le guayacán, le tajamaco, la savila (Acibar). La tortue constitue avec quelques plantes les remèdes qui sont considérés comme les « secrets de quelques personnes ». Malheureusement, malgré ces moyens curatifs, la lèpre y augmente toujours, et reste là comme ailleurs, aujourd'hui comme dans tous les temps, la preuve manifeste de notre ignorance thérapeutique.

On comprend très bien que quelques-unes de ces substances employées avec sagesse et discernement, peuvent à différentes périodes de la maladie, être très utiles, par exemple l'arsenic, et tous les reconstituants, la quinine et tous les antiseptiques.

Le bain de vapeur, les douches chaudes, tièdes et froides, les eaux sulfureuses et iodiques, ont donné des résultats différents, mais ont toujours soulagé les malades. Les inhalations, les pulvérisations, les lotions boriquées répétées tous les jours, sont indiquées dans les formes tubéreuses avec suppuration.

Le mercure et l'iodure de potassium ont, dans certains cas, donné de très mauvais résultats. En effet, ces médicaments ayant une action très marquée sur la peau, provoquent des poussées aiguës et la formation de tubercules. Dans les cas compliqués de syphilis, ou lorsque le diagnostic entre la lèpre et cette affection est hésitant, on peut essayer cette médication, mais il faut le faire avec beaucoup de précautions. On doit au début employer de petites doses, surveiller leur action sur la peau, tâter pour ainsi dire la susceptibilité individuelle. Le mercure et ses sels seront employés en pommade et en emplâtre à l'extérieur, sous forme de potions ou de pilules à l'intérieur.

L'iode et des injections hypodermiques iodoformées ont donné de très bons résultats ; elles ont été employées par Neisser, si l'on tient compte de la communication au dernier Congrès de léprologie de Berlin.

Dans les cas ou l'on peut songer au rhumatisme, ou aux manifestations du paludisme qui se rapprochent de celles de la lèpre, les médications spéciales à ces affections s'imposent à priori, salicylates, quinine, arsenic, bromure de potassium, etc.

Le soufre, l'huile de Gurjum (balsamum, diptérocarpi), l'acide tannique, à doses élevées, et le salol, ont été préconisés par quelques auteurs : il faut remarquer néanmoins que cette dernière substance s'altère avec les graisses, et ne peut par conséquent être employée sous la forme de pommade.

L'icthyol, la chrysarrobine, l'acide pyrogallique, ont joui d'une grande réputation dans la thérapeutique de la lèpre (Campanna, Unna) (1). L'ichtyol s'emploie à l'intérieur, à la dose de 1 gr. par jour, lorsque les malades peuvent le supporter. L'acide pyrogallique doit être donné à une dose moins élevée, car il aggrave généralement les symptômes de la maladie. Ces trois médicaments ont été employés à l'extérieur, à la dose de 5 à 10 gr. %, sous la forme d'onguent. Le Dr Unna emploie l'acide chrysophanique pour les léprides des parties couvertes afin d'éviter l'action irritante de ce médicament sur les yeux ; les autres substances pour les léprides de la figure, des mains et des parties découvertes. D'après cet auteur, ces traitements employés en même temps que l'administration à haute dose de l'acide chlorhydrique à l'intérieur, corrigeant l'alcalinité du sang, auraient donné des résultats extraordinaires.

Récemment ce même auteur, pour éviter l'action violente de l'icthyol, a employé le sulfoicthyolate de soude, et s'est déclaré satisfait de son action. Cependant cette thérapeutique n'a donné aucun résultat sur un malade du professeur Kaposi, tenu en observation pendant plus d'un an. Il faut reconnaître que la plupart de ces prétendues guérisons ne sont que des rémissions s'effectuant dans le cours de la maladie, témoin le cas du Dr Lépine qui, guéri de la lèpre par

(1) Voir Unna. Guérison d'un cas de lèpre (Ann. de derm. et de syph., 1886).

l'hydrocotyle asiatique, mais qui succomba néanmoins de cette affection deux ou trois ans après (Hardy).

Les tentatives du « microbe gendarme » furent dues à la coïncidence d'une rémission de la lèpre observée à la suite d'une attaque d'érysipèle. On pensa alors que le streptocoque pyogène avait une action curative sur la maladie, comme antagoniste du bacille de la lèpre, et on croyait même trouver les microbes antagonistes de tous les bacilles spécifiques. Alors, d'un côté le professeur Cornil employa auprès d'un malade de Charcot le microbe de l'infusion de Jequirity dans l'espoir qu'il détruirait ainsi dans l'organisme le bacille de Hansen, l'expérience ne donna aucun résultat: D'un autre côté, Campanna inocula le streptocoque à deux lépreux dans son service de l'hôpital de Gênes, mais ses malades, loin de bénéficier de ce moyen thérapeutique, furent atteints d'érysipèle, et une épidémie se répandit dans le service, qu'il fut obligé de fermer pour éviter la propagation de cette affection à l'hôpital tout entier.

L'Oléum gynocardium ou huile de Chaulmoogra jouit aujourd'hui d'une grande réputation, quoique son action ait été nulle dans certains cas, et même irritante pour les voies digestives. On l'emploie en lotions à l'extérieur; et à l'intérieur, en capsules, en émulsion ou mêlée à l'alcool à la dose de 50 à 200 gouttes par jour. Son action a été remarquable, lorsque les malades ont pu supporter des doses élevées; beaucoup d'auteurs en ont rapporté des observations, notamment Vidal, chez un malade de l'île Bourbon, ainsi traité avec résultat remarquable, témoin les moulages déposés à l'hôpital St-Louis, exécutés avant et après le traitement, nᵒˢ 881 et 1322.

L'acide phénique et la résorcine, pris à l'intérieur ou appliqués à l'extérieur, ont donné des résultats encourageants (Besnier, Gutierrez y Arango). L'acide phénique s'emploie à la dose de 0 gr. 25 à 1 gr.

par vingt-quatre heures, en pilules ou en potions administrées à la fin du repas. La résorcine est peut-être le médicament de choix pour l'usage interne, donnée à la dose de 2 gr. par jour, à l'intérieur, sous les mêmes formes pharmaceutiques que le phénol ; en pommade au 20 %, n'ayant pas les incon-, vénients des autres substances, comme odeur désagréable ; ils ne colorent pas la peau, et n'irritent pas les yeux comme l'acide chrysophanique.

Le Dr Kalindero vante l'action du pétrole brut pris à la dose de 2 gr. par jour.

Certains symptômes et quelques complications réclament des traitements particuliers : les fissures se cicatrisent fréquemment à la suite des cautérisations au nitrate d'argent ou par l'électricité presque sans action sur la lèpre générale. Les ventouses sèches ou scarifiées, les pointes de feu appliquées sur le trajet des nerfs soulagent les douleurs névralgiques si fréquentes chez quelques lépreux. Il en est de même pour les compresses trempées dans le chloroforme, employées par Vulpian et Leloir, soit pour atténuer ces douleurs, soit pour diminuer les gastralgies par application directe sur la région douloureuse.

C'est dans le même but que sont administrés le salicilate de soude, l'aconitine, le chlorure de méthyle, l'éther, les opiacés, la quinine, l'antipyrine, les bromures, etc. Dans les cas où l'emploi de ces médicaments resterait sans résultat, on emploierait l'élongation des nerfs douloureux qui, selon Leloir, a donné de très bons résultats.

Dans certaines circonstances, l'amputation de un ou de plusieurs membres s'impose ; elle ne doit évidemment être employée que lorsque les douleurs sont terribles, localisées aux extrémités, et ayant résisté à tous les agents thérapeutiques employés ; ou bien encore lorsque la manifestation lépreuse, se localise uniquement à une extrémité, comme il résulte des observations des Drs Kaurin et Leloir (1).

Les complications oculaires de la lèpre sont, nous le répétons, très fréquentes ; pour certains auteurs, elles sont constantes dans les 3/4 des cas et sont justiciables d'un traitement chirurgical : les tubercules de la conjonctive et de la cornée doivent être extirpés ou cautérisés d'après la méthode de Danielssen et d'après celle de Hansen ; ceux de la chambre antérieure relèvent de la kératotomie (Kaurin). La dilatation des conduits lacrymaux, et la tarsoraphie (Kaurin), permettront d'éviter l'épiphora, le lagophthalmos et ses conséquences. C'est à ces interventions que l'on doit la diminution des aveugles parmi les lépreux (2).

Certaines léprides, en particulier les tubercules cutanés, s'ils sont peu nombreux, et plus particulièrement lorsqu'ils sont le symptôme unique de la lèpre, doivent être extirpés ou détruits. Les différentes interventions sont : l'excision, l'incision avec cautérisation, l'emploi des caustiques chimiques, les pointes de feu et toutes les pratiques visant au même but que dans le traitement du lupus. Dans les cas rapportés par Leloir, Marcano et Wurtz, les résultats ont été tout à fait satisfaisants : ces deux derniers auteurs ont publié dans les Archives de Médecine Expérimentale (1895, p. 3, obs. 1re) le cas d'un enfant, originaire de la Colombie, qui présentait une lépride maculo-tuberculeuse de la tempe droite; c'était la seule manifestation de l'affection, et lorsque l'examen bactériologique eut décelé la présence du bacille, l'opération fut décidée. On pratiqua l'excision

____

(1) Voir Henri Leloir. Traité de la lèpre. Un cas de lèpre locale, page 320.

(2) Voir pour plus de détails, Professeur Panas. Des manifestations oculaires de la lèpre et du traitement qui leur convient. (Bull. de l'Ac. de médecine, 1887.).

de la tumeur, suivie de la cautérisation ignée ; au bout d'un mois la cicatrisation était complète. Trois ans après, le petit malade ne présentait encore aucune nouvelle manifestation de la lèpre. Cette intervention mérite d'être imitée, puisque l'on a pu empêcher l'extension de la maladie, en s'attaquant à la première manifestation. Dans le cas où il est difficile d'opérer, soit par suite du volume, soit à cause du siège ou pour d'autres raisons encore, il faut essayer des pommades irritantes, escharotiques, des pommades mercurielles, des savons salicylés, qui ont donné des résultats encourageants, soit en altérant la forme du tubercule, soit en le détruisant. Enfin, on emploiera dans le même but, les injections interstitielles, détersives et antiseptiques (Acide phénique, sublimé, chlorure de zinc, etc.).

Les ulcérations exigent des soins antiseptiques. Si elles sont torpides, on les excitera par des cautérisations irritantes, mais lentement, peu à peu, afin de ne pas affaiblir les malades ; on doit à cet égard se souvenir que quelques auteurs, parmi lesquels Danielssen et Bœck, ont constaté des accidents graves dus à la suppression brusque de la suppuration. Dans ce but, on fera usage des pommades à la créosote, au nitrate d'argent et au camphre. Les ulcérations inflammatoires seront soignées par les émollients : les cataplasmes de fécule et de farine de lin, etc.

Pour combattre la diarrhée, on prescrira le bismuth, les lavements laudanisés, la craie préparée, etc. Dans la cachexie, les ferrugineux, les sérums artificiels, les injections de Brown-Séquard, etc.

Contre les angines, les léprides buccales et naso-pharyngiennes, on emploiera avec succès les gargarismes, les douches, les pulvérisations faites avec des solutions antiseptiques de phénol, de résorcine, d'acide thymique, salicylique et autres. Les laryngites lépreuses exigent quelquefois le tubage ou la trachéotomie.

Au résumé, à l'intérieur, on emploiera tous les moyens antiseptiques qui, unis aux toniques et reconstituants, stériliseront les tissus et empêcheront la multiplication du bacille spécifique. En tout cas, nous devons nous attacher à soutenir la vitalité des éléments phagocytaires qui seuls peuvent détruire dans l'organisme les agents morbides de la maladie.

A l'extérieur, nous utiliserons tous les moyens antiseptiques connus : bains, fumigations, pulvérisations, emplâtres, etc. Les pommades employées contre les léprides ulcéreuses auront pour but tantôt de les exciter, en faisant entrer dans leurs compositions des poudres toniques et des substances excitantes ; tantôt on cherchera à modérer leur état irritatif par des émollients et des préparations anodines.

2° Traitement hygiénique.

C'est dans l'hygiène que consiste le véritable traitement de la lèpre. Ce traitement comprend l'application des règles que nécessite l'emploi de tous les modificateurs hygiéniques qui peuvent contribuer à l'amélioration de la maladie. Il est évident que les mesures prises différeront avec les individus, la forme de leur affection, et son degré de développement. Qu'il nous suffise pour l'instant de les passer en revue d'une façon sommaire, renvoyant le lecteur pour plus de détails, au chapitre de la Prophylaxie.

On conseillera aux malades une alimentation saine : des œufs, du lait, de la viande de bonne qualité, des légumes et des fruits frais, etc. ; on interdira les liqueurs, et en général toutes les boissons alcooliques, les salaisons, la viande de porc, les huîtres, tous les poissons en général, et toutes les substances irritantes entrant dans la préparation des mets épicés.

On leur fera, si possible, quitter les pays lépreux ;

s'ils ne peuvent se décider à faire ce sacrifice, on leur conseillera d'habiter un climat tempéré, dans la montagne, loin de la mer et des lacs ; on fera connaître aux malades les soins nécessaires à leur propreté, et à celle de leurs habitations ; des bains journaliers, des lotions tièdes généralisées leur seront vivement recommandés, les vêtements seront changés fréquemment, et désinfectés tous les jours.

Une bonne hygiène recommande également de combattre la dépression morale des malades ; on invoquera les nombreux cas de guérison ou d'améliorations plus ou moins grandes qui ont été observés même en l'absence de tout traitement et même en dehors de l'observation des règles les plus élémentaires de l'hygiène.

Ces moyens constituent avec les médicaments précités la direction générale du traitement, car il n'y a pas, comme dit Leloir, un traitement spécial de la lèpre ; ce qui ne veut pas dire qu'il faut s'abstenir d'une médication interne et d'un traitement externe, qui soulage et console les malades, leur faire espérer la guérison et rendre plus supportable leur situation malheureuse.

3° **Traitement par la sérothérapie**.

L'application de la sérothérapie à la lèpre a été instituée pour la première fois par Babès au commencement de l'année 1895. Il employa le sérum provenant de chiens immunisés contre la tuberculose par l'injection d'anciennes cultures du bacille de Koch. A la suite de ces injections, on constata que l'évolution des léprômes aurait diminué, comme cela arrive à la suite d'injections de sérum artificiel ; on a également remarqué l'action tonique générale de cette thérapeutique sur l'organisme.

L'action de ce sérum a été passagère et moins marquée dans la lèpre que dans la tuberculose. Le professeur Babès a injecté 6 à 8 gr. de sérum de chien mélangé à 1 gr. % d'acide phénique ; ces injections étaient faites tous les jours. Nous pouvons nous demander si, dans l'amélioration obtenue, il ne faudrait pas attribuer la plus grande part à ce puissant désinfectant auquel le grand léprologiste Besnier donne la première place dans la thérapeutique de la lèpre. Du reste, ces expériences paraissent avoir été abandonnées à cause du peu de succès qu'elles ont donné.

Vers la moitié de la même année, le Dr Juan de Dios Carrasquilla entreprit en Colombie une série d'essais sérothérapiques suivant un procédé en tout semblable à celui du professeur Ch. Richet pour le traitement de la syphilis.

N'ayant pas pu cultiver le bacille de la lèpre, il eut recours au procédé suivant. Un malade étant à une période quelconque de l'évolution de la maladie, on lui enlève par la saignée une certaine quantité de sang dont on injecte le sérum à un animal réfractaire à cette affection, le cheval, l'âne, la chèvre ou tout autre animal, car jusqu'à ce jour ils le sont tous. Il répète ces inoculations 8 ou 10 jours après, lorsque les animaux ne présentaient aucune réaction. Cette réaction consiste en général dans un peu de fièvre, le manque d'appétit et une soif ardente, etc.

Après la troisième injection et même plus tard (au quarantième jour, d'après le Dr Carrasquilla), on considère les animaux comme immunisés et leur sérum sera l'injection destinée aux malades. Ces injections seront répétées tous les deux ou trois jours, et ne contiendront que 5 cent. cubes de sérum. Après les premières injections, des symptômes de la réaction se manifestent, et qui sont souvent très graves : le principal symptôme consiste dans une fièvre qui offre tout à fait le caractère d'un accès de fièvre paludéenne ; le thermomètre marque 38°, 39° et même davantage, et cela à la suite de chaque injection ; en outre, on observe des accidents cérébraux plus ou moins graves, vertiges, convulsions, insomnie, et quelquefois également des éruptions cutanées, l'urticaire, par exemple.

D'après cet auteur, ce traitement aurait pour conséquences : le retour plus ou moins rapide de la sensibilité, la décoloration et la desquamation des taches, qui cependant ne disparaissent pas complètement, les œdèmes disparaissent au bout d'un temps plus ou moins long, les fonctions de la peau se rétablissent, les tubercules s'affaissent, se ramollissent et disparaissent soit par résorption, soit par desquamation, soit par suppuration, laissant seulement la trace des points qu'ils occupaient. Les ulcérations qui, au début, augmentent la suppuration, se cicatrisent avec une grande rapidité, et disparaissent complètement ; les anciennes cicatrices ont tendance à se niveler avec les téguments circumvoisins, les muqueuses redeviennent sensibles, la face perd son aspect léontiasique, l'appétit et le sommeil reviennent peu à peu, le malade devient plus gai, l'espoir perdu commence à renaître. Enfin, ajoute le Dr Corrasquilla, « dès les premières injections, l'action morbigène du bacille de la lèpre cesse, et dès ce moment on ne voit apparaître aucune manifestation nouvelle de la maladie ».

Ces conclusions qui ont été posées à la suite d'expériences qui furent faites sur 15 malades, ont été ratifiées par son auteur, dans sa dernière communication à l'Académie de Médecine de Bogotá le 24 juin 1896 (1).

(1) Voir Dr Juan de Dios Carrasquilla L. Tercera,communicación sobre un procedimiento seroterápico aplicado al tratamiento de la lepra griega.

On trouve dans cette communication la technique minutieuse du procédé, et la manière de préparer le sérum que l'on doit injecter aux malades. L'auteur y traite *in extenso* les symptômes des réactions qu'il divise en réactions normales et réactions accidentelles ; il propose, pour les éviter, l'administration du sérum par la voie stomacale, suivie de succès dans un cas ainsi traité par lui ; l'administration par la voie rectale lui paraît également favorable à l'absorption, bien qu'il ne l'ait pas employée.

Voici ce qu'il dit au sujet de l'action du médicament : « Il me reste peu à dire sur l'action du » sérum antilépreux préparé et administré par mon » procédé, car j'ai déjà fait dans mes deux premières » communications l'énumération des modifications » observées chez les malades ainsi traités jusqu'à » l'époque de ma publication. Je n'ai rien à modifier » dans ce que j'ai dit et écrit à cette époque-là, tous » les jours les phénomènes observés chez les premiers » malades se sont présentés chez les suivants, toutes » les modifications ont été confirmées et même, » chaque fois, se sont montrées avec plus de netteté. »

Puis, plus loin, il ajoute : « Pour aider la médication » sérothérapique, le médecin aura recours à tous les » médicaments qui ont été conseillés, *non pour gué-* » *rir*, car ce rôle est exclusivement réservé au sérum, » mais à titre de désinfectants et de topiques. »

Il recommande ensuite quelques substances et donne la préférence au permanganate de chaux, dont il vante les propriétés désinfectantes très énergiques.

Cependant, nous devons remarquer qu'en faisant filtrer le sérum à travers une couche de camphre, et en l'additionnant d'acide phénique pour le conserver comme il le fait, ces deux substances peuvent avoir un rôle dans les effets de la médication. Nous ignorons l'action du camphre dans la lèpre, mais, pour ce qui touche à l'acide phénique, nous savons d'après Besnier qu'aucun médicament ne lui est supérieur.

Il est vrai que le Dr Carrasquilla croit dans les guérisons dans le sens de Maragliano, car à cet égard il s'exprime de la même façon que cet auteur, au sujet de la guérison de la tuberculose. Il considère comme momentanément guéri tout malade qui ne présente aucun symptôme évident de la maladie, lorsque tous les symptômes ont disparu, et que l'on a tout lieu de croire à un complet rétablissement de la santé. C'est ainsi qu'on peut s'expliquer qu'il pût dire dans sa deuxième communication à l'Académie nationale de médecine de Bogotá, après avoir essayé sa méthode sur 15 malades seulement (1) : « Le résultat obtenu suffit-il pour affirmer que la lèpre a été guérie par mon procédé? Je crois que oui, les résultats observés m'autorisent à affirmer sans hésitation que la lèpre s'est guérie par cette méthode. »

Mais les résultats obtenus par M. le Dr Hallopeau avec le sérum de Carrasquilla sur 9 malades soumis à ce traitement, ont été moins heureux (2). Sur deux cas de lèpre tuberculeuse, après 40 injections, le résultat a été absolument nul. Un des malades, après 20 injections, a présenté une nouvelle poussée évolutive aiguë, tubercules et kératite. Dans les autres cas, l'amélioration s'est produite sans qu'il soit permis de dire, ajoute-t-il, que la lèpre a été complètement guérie et qu'il n'y aura pas une poussée nouvelle.

Plus tard, le Dr Hallopeau nous a montré d'autres malades, soumis également à ce traitement, et qui ont présenté de nouveaux accidents de lèpre, plus ou moins graves.

(1) Voir sa deuxième communication du 22 novembre 1895.

(2) Voir sa communication à l'Académie de médecine de Paris, séance du 28 septembre 1897.

C'est avec la prudence et la réserve propre au langage véritablement scientifique que le savant médecin de St-Louis dit : « Pour la lèpre, plus que pour toute autre maladie, il est extrêmement difficile de juger d'un traitement antilépreux. En effet, la lèpre procède par poussées successives, avec des périodes de régression ou d'arrêt. Il en résulte que l'on ne peut guère porter un jugement définitif sur la puissance d'un sérum antilépreux ».

Le Dr Hallopeau a constaté aussi la présence dans le sérum venant de Bogotà, de nombreux microbes qui ne sont spécifiques d'aucune affection, et qui pourraient être mis en cause dans les divers phénomènes de réaction. En effet, la préparation du sérum antilépreux, suivant le procédé rapporté dans la communication du Dr Carrasquilla, est défectueuse au point de vue de l'asepsie et de l'antisepsie, ce qui explique pourquoi la plupart des flacons envoyés en France ont été altérés.

D'autre part, le Dr Julio Martin Restrepo, assistant de l'Institut Carrasquilla (1), dans sa thèse de doctorat, expose les résultats obtenus par l'emploi de la méthode, après un an d'observation dans cet Institut.

Par l'analyse des cinq observations qu'il y publie et pour les nombreuses observations qu'il a recueillies, on peut dire que jusqu'à ce jour les résultats ont été nuls et même dangereux. En effet, d'après les observations, le diagnostic a été bien fait, cliniquement et bactériologiquement, le sérum a été administré à la dose suffisante pour juger de son action, les phénomènes de réaction générale se sont développés d'une façon violente ; les accidents locaux dus à l'administration du médicament, ont rendu le traitement

____

(1) Etablissement fondé à Bogotà, par le gouvernement de la Colombie et destiné au traitement de la lèpre par la sérothérapie.

difficile, malgré l'observation rigoureuse de toutes les règles de la médication hypodermique, et les bacilles n'ont pas disparu dans les productions morbides. Sauf un cas dans lequel on a noté une légère amélioration, le traitement a été nul dans les autres, quelquefois extrêmement débilitant, et finalement, dans un cas, un nouveau tubercule qui n'existait pas, s'est présenté au cours du traitement (1).

D'ailleurs, voici en quels termes l'auteur termine sa thèse : « Quelle conclusion peut-on tirer du traitement de la lèpre par la méthode sérothérapique ? Aujourd'hui toute opinion définitive sur la question serait téméraire, il nous faudrait une longue et patiente observation des résultats pour déclarer que le sérum guérit ou non la lèpre. »

« Et si nous étions obligés de pencher sur une de ces deux conclusions, il serait de notre devoir d'affirmer que, jusqu'à ce jour, nous ne connaissons pas un seul cas de guérison définitive. »

Nous ne pouvons pas dissimuler notre étonnement de la contradiction qui existe entre les conclusions de l'auteur de la thèse, et celles de l'initiateur du traitement sérothérapique de la lèpre en Colombie, étant donné que les observations ont été prises à la même source, c'est-à-dire parmi les malades de l' « Institut Carrasquilla. »

Plus tard, le Dr Juan Pablo Gómez O., dans sa thèse inaugurale sur la même question (2), se prononce d'une façon tout à fait défavorable au sujet de l'action du sérum de Carrasquilla dans la lèpre ; il ajoute même que l'huile de Cholmoogra donne des meilleurs résultats ; mais il ne croit pas que le système soit dangereux.

(1) Dernièrement le Dr Hallopeau m'a parlé d'un autre insuccès qui lui a été communiqué par le professeur Lesser, de Berlin.

(2) Voir Juan Pablo Gómez Ochoa. Seroterapia Carrasquilla en la lepra. Resultados obtenidos en Bogotá.

Ces conclusions correspondent exactement aux expériences faites en Europe, comme il résulte des communications faites à la conférence de Berlin par divers auteurs. En effet, Ehlers croit que le sérum normal du cheval donne le même résultat. Neisser, qui a obtenu des améliorations passagères, compare l'action du sérum Carrasquilla à celle de l'iode.

L'observation de Arning est à cet égard très intéressante : après avoir obtenu une grande amélioration dans un cas de lèpre tuberculeuse, avec augmentation du poids (3 kilogr. en quelques jours), le malade s'est rapidement affaibli et est revenu à son état primitif. Ces résultats concordent également avec ce qui s'est passé auprès de quelques malades, soumis au traitement sérothérapique, et que nous avons vus à l'Hôpital St-Louis.

Au résumé, nous pouvons conclure, d'après les travaux parus sur ces questions, que le traitement de la lèpre par le sérum Carrasquilla n'a donné jusqu'à ce jour que des améliorations passagères, et dans quelques cas seulement ; et qu'il faut surveiller longtemps les malades soumis à ce traitement, avant de publier des résultats définitifs.

Dans une communication faite à l'Académie de médecine de Paris en octobre dernier, le Dr Olaya Laverde, de la Colombie, dit avoir obtenu de très bons résultats sur 60 malades traités par la sérothérapie.

Les phénomènes observés sont à peu près les mêmes que dans les cas du Dr Carrasquilla, mais le procédé est un peu différent. Le sérum antilépreux provient d'un bouc inoculé avec du sang et des produits de la trituration dans l'eau de tumeurs léprômateuses. Le tout était filtré à travers un linge. On peut faire à ces expériences des reproches semblables à ceux que fait le Dr Hallopeau au système

Carrasquilla, en particulier au sujet des précautions antiseptiques.

Nous ne savons pas si cet autre système sérothérapique a été employé par d'autres observateurs, et si les résultats, d'ailleurs encourageants, ont reçu le contrôle scientifique.

PROPHYLAXIE

———

Lorsque la médecine se croit impuissante vis-à-vis d'une maladie quelconque, sa tâche se borne simplement à prévenir l'apparition de cette affection, soit par les mesures prises à l'égard des individus, soit par une rigoureuse application des règles de l'hygiène publique et sociale. Prévenir, empêcher, s'opposer à l'éclosion et au développement du mal, tel doit être le but que l'on se propose d'atteindre dans les affections telles que la lèpre. Nous ne voulons pas dire que cette affection est inguérissable, loin de là, nous croyons à sa guérison, mais c'est surtout par une hygiène thérapeutique rigoureusement observée, à laquelle on joindra quelques agents médicamenteux, que l'on pourra obtenir le succès.

Nous distinguerons donc la prophylaxie individuelle et la prophylaxie vis-à-vis de la société, variant l'une et l'autre, avec les pays lépreux et avec ceux où la maladie ne se montre que d'une façon exceptionnelle.

La prophylaxie basée sur la nature microbienne de la lèpre et sur sa transmissibilité par contagion a été de tout temps la préoccupation des gouvernements de tous les pays. Il en résulte que l'isolement est la seule manière de prévenir les progrès du mal. Le succès ne s'est pas fait attendre, et grâce à cette mesure, les anciens foyers de lèpre en Europe se sont graduellement éteints. Cependant quelques pays où l'isolement n'a pas été bien observé, offrent encore de nombreux cas de lèpre : par exemple la Suède et la Norwège, les îles de l'Archipel, la presqu'île des Balkans ; pourtant, dans ces derniers temps, cette mesure prophylactique a été mise en vigueur dans ces pays, et l'on commence déjà à bénéficier de son heureux résultat, à côté des bienfaits de l'amélioration de la vie sociale.

1° **Prophylaxie individuelle**

N'ayant pas à notre disposition, pour la lèpre, ce que nous avons pour la rage, le charbon, la variole, etc., je veux dire la toxine ou virus atténué qui, par son inoculation, confère l'immunité, nous n'avons d'autre ressource pour nous préserver de cette maladie que d'avoir recours à l'application sévère des principes de l'hygiène privée, en ayant bien soin de faire connaître à tous combien sont dangereuses les personnes atteintes de lèpre. Ces prescriptions rigoureuses s'imposent surtout dans les pays lépreux ou susceptibles de le devenir par leurs conditions climatériques.

Il est bien entendu, et nous le répétons encore une fois avec MM. Besnier et Doyon, il n'y a pas de lèpre sans lépreux : personne ne deviendra lépreux là où cette affection n'existe pas ou, du moins, si elle ne s'est montrée là depuis une époque plus ou moins reculée. La lèpre n'est pas une affection semblable à la malaria, qui peut prendre naissance dans certaines conditions climatériques spéciales, malgré les nombreux points par laquelle elle lui ressemble. En effet, elles ont toutes les deux une origine parasitaire, leur période d'incubation est inconnue et leur période d'infection latente est excessivement longue.

Sachant donc qu'il n'y a qu'une origine de la lèpre, on fera éviter les relations fréquentes avec les lépreux, on proscrira l'usage de leurs vêtements, de leurs ustensiles, et de tout ce qui leur appartient. Ces recommandations sont capitales pour les émigrants, plus exposés que d'autres à être atteints de la maladie, par suite de la réceptivité plus grande que crée chez eux le changement du climat et des conditions ordinaires de leur existence. Les infirmiers et tous les employés des léproseries doivent observer un régime hygiénique sévère, et prendre les plus grands soins de propreté — en particulier ceux qui soignent directement les lépreux, ceux qui lavent et désinfectent leur linge. Le cas que nous avons rapporté d'une religieuse qui fut atteinte de lèpre après avoir été piquée par une aiguille qui lui servait à raccommoder le linge des malades, rendra plus prudents et plus attentifs ceux qui sont chargés de cette besogne.

2° **Prophylaxie sociale**

Les mesures prophylactiques générales, de rigueur dans les pays lépreux ou susceptibles de le devenir, sont moins importantes dans ceux qui ne le sont pas. Dans les pays lépreux l'isolement est la grande mesure qui peut diminuer le nombre des cas, comme cela a eu lieu en Europe au moment des grandes épidémies.

Dans les pays non lépreux, n'ayant que peu de malades, l'hospitalisation sera suffisante pour les pauvres, et la vigilance des autorités sanitaires sur l'isolement individuel, suffira pour les classes privilégiées de la fortune. Il suffit, dans le premier cas, de réserver, dans les hôpitaux généraux, une ou plusieurs salles, un pavillon tout entier, où seront placés les lépreux ; le linge, les couvertures, les ustensiles seront lavés à part et désinfectés. Ces recommandations s'adressent surtout aux cas de lèpre ulcéreuse ou tuberculeuse grave, car, à la rigueur, on pourrait admettre dans les salles communes à toutes les affections, les cas de lèpre légère, lèpre fruste, lèpre rétractile, mais en observant toujours les règles d'hygiène indispensables.

Les malades qui peuvent se donner chez eux toutes les commodités, peuvent sans inconvénient rester dans leur famille, ou dans des hôtels particuliers, s'ils observent l'isolement individuel, et toutes les règles hygiéniques qui se rapportent à leur état. Les autorités sanitaires seront chargées de s'assurer si les malades observent toutes les précautions suivantes : les objets qui sont destinés à leur propre usage seront isolés, le linge désinfecté avant et après le blanchissage, l'habitation sera tenue dans le plus grand état de propreté et d'asepsie, elle sera soigneusement désinfectée lorsqu'une autre personne devra l'occuper après le malade. Il serait à désirer que cette habitation fût placée au milieu d'un jardin avec son service annexe, et loin des autres bâtiments.

Nous comprenons combien il est difficile d'observer ces dispositions, puisque beaucoup de villes sont dépourvues d'une police médicale bien organisée ; mais quelles que soient les difficultés, il est de notre devoir de signaler les moyens qui nous paraissent les plus utiles pour préserver la société du terrible fléau.

Nous arrivons maintenant à cette question délicate concernant l'admission des enfants et des jeunes lépreux dans les écoles et dans les pensions. C'est une question difficile à résoudre. Cependant, nous pouvons dire qu'à l'exception des formes ulcéreuses et tubéreuses graves, on pourrait à la rigueur les admettre, car nous savons déjà que la lèpre est difficilement contagieuse dans ces formes bénignes, ce qui n'empêche pas que ces enfants soient soumis à une surveillance très active. Les médecins de ces diverses institutions examineront fréquemment les petits malades, et donneront à leurs maîtres des conseils pour réaliser un isolement relatif et qui sera suffisant. Nous avons beaucoup d'observations d'enfants ayant contracté la maladie dans les écoles où ces recommandations avaient été insuffisamment observées.

Dans les pays infectés, ou susceptibles de devenir lépreux, la question est plus délicate. La première mesure prophylactique consiste à empêcher l'introduction d'individus lépreux, on évitera ainsi la formation de foyers nouveaux, et si la lèpre existait auparavant, on préviendra la reviviscence des germes anciens par l'introduction de germes nouveaux, comme cela a lieu dans d'autres entités morbides.

Si le pays lépreux compte peu de malades et seulement quelques foyers en voie de formation, l'isolement dans une léproserie sera facile à réaliser. Cette léproserie doit être construite dans un climat favorable, et dans les conditions d'hygiène que réclament les circonstances.

Mais dans un pays comme la Colombie, où la lèpre s'étend à la population tout entière, il est impossible d'isoler les malades dans une seule léproserie. D'autre part, bien que la contagion de la maladie soit généralement acceptée, cette contagion n'est pas suffisamment active, pour exiger de renfermer dans un hôpital tous les malades, même ceux qui sont au début de leur affection. D'ailleurs l'état actuel de notre civilisation, le but humanitaire de notre profession, s'opposent à l'hospitalisation en masse même dans des pays où l'affection est une véritable pandémie.

Cet isolement est, comme nous avons dit, presque impossible ; car même scientifiquement, nous ne sommes pas capables de reconnaître la lèpre autrement que dans ses formes types et à une période avancée de la maladie. Dans les cas anormaux, il faut avoir à sa disposition un laboratoire, — car c'est la bactériologie qui précèdera la clinique dans le diagnostic de la lèpre ; et il y a peu de médecins qui puissent disposer de ce moyen de diagnostic, particulièrement en province, loin des grandes villes.

D'autre part, la maladie est tellement difficile à reconnaître dans les formes larvées, pendant la période d'incubation et les premières manifestations ; elle ressemble tellement à plusieurs dermatoses et névroses, qu'il n'y a pas un seul médecin qui, dans ces cas, oserait prendre la responsabilité d'une hospitalisation qui lui deviendrait funeste si, dans un avenir plus ou moins éloigné, son diagnostic était reconnu inexact.

En outre, les mesures et décrets sur l'isolement seront facilement évités par les malades : personne ne croit être atteint de la lèpre tant que les ulcères et les mutilations horribles de la maladie ne sont évidentes. Et pour les soustraire à l'application de la loi, les amis cachent les malades chez eux, comme cela a eu lieu aux îles Sandwich lorsque l'on avait recherché les lépreux pour les isoler. Quelques médecins peu soucieux de leur devoir, mettant de côté leur dignité professionnelle, se laissent aussi aller à de pareils accommodements, se mettant souvent à l'abri derrière les idées anticontagionistes. Ajoutons que les autorités ne doivent pas être mises en dehors de ce que nous venons de dire.

En Colombie, comme d'ailleurs dans tous les grands foyers de lèpre, on a fait beaucoup de lois pour l'isolement, mais elles ne subsistent qu'en principe. Une thèse de doctorat soutenue à la Faculté de Bogotá, n'est qu'une longue énumération de lois et de décrets sur l'isolement, sans que rien ait été mis en pratique (1).

(1) Voir Nicolás Restrepo B. — Prophylaxia de la lepra. Bogotá, 1889.

Pour tous ces motifs, et pour ceux encore que le lecteur peut deviner, nous arrivons avec MM. Besnier et Doyon à la conclusion suivante. Aussi longtemps que les habitants des pays lépreux ne seront pas convaincus de la transmissibilité de la lèpre, et ne prendront pas d'eux-mêmes toutes les mesures salutaires, toutes les mesures seront stériles.

Pour ce qui est du mariage, comme il est impossible de l'empêcher légalement entre lépreux et entre individus sains et malades, c'est aux autorités ecclésiastiques, qui jouent un grand rôle chez certains peuples, aux autorités civiles, aux médecins fréquemment consultés sur la question, qu'incombe la tâche d'éclairer les intéressés sur les inconvénients qui résultent de pareilles unions. Nous ne pouvons aborder ici toutes les considérations dans lesquelles il faudrait entrer, pour examiner complètement cette question délicate.

Sans sortir de notre sujet et au nom de la société et de la morale, nous pensons que l'on doit défendre le mariage entre individus sains et individus lépreux. On pourrait à la rigueur autoriser le mariage entre lépreux, s'ils sont bien portants, s'ils n'étaient atteints que de formes atténuées de la maladie et si leur état n'était pas trop avancé, mais en les instruisant de la possibilité pour eux d'avoir une progéniture malheureuse.

C'est aux médecins des léproseries de donner dans tous ces cas, les conseils indispensables à l'hygiène du mariage, d'interdire les excès conjugaux, et même tout rapprochement dans le cas de lèpre génitale, ou lorsque la maladie, par les infections et les suppurations, amène les malades à un affaiblissement général.

Les enfants qui naissent de ces unions doivent être immédiatement séparés de leurs parents et mis en observation, au moins jusqu'à l'âge adulte. s'ils ne présentent de traces certaines de la maladie au moment de la naissance.

Il faudra complètement interdire le mariage aux lépreux à une période avancée de leur maladie, et chez ceux qui portent de fortes ulcérations et de grandes mutilations ; mais, nous le répétons, ce principe n'a pas de sanction légale et nous nous permettons d'attirer sur ce point l'attention de nos législateurs.

Mais quels que soient les inconvénients de l'isolement, c'est, malgré tout, la seule mesure qui peut être capable de sauver le peuple du danger qui le menace. Nous avons parlé de l'isolement privé et de l'isolement dans les hôpitaux généraux pour les pays non lépreux. Nous avons vu également que l'isolement dans des hôpitaux spéciaux ou léproseries pouvait être mis en pratique, étant suffisant pour les pays lépreux qui ont peu de malades ; et nous pouvons citer à cet égard qu'à Astrakan, après l'isolement, le nombre des malades diminuait tous les jours, jusqu'à disparition complète.

Pour les pays tels que la Colombie, l'Inde, le Brésil, etc., qui comptent un nombre extraordinaire de malades, et qui, par suite des conditions climatériques, tend à augmenter toujours, les moyens dont nous avons parlé sont insuffisants. Aussi nous pensons que, dans ces cas, l'idée émise par notre illustre compatriote, le Dr Manuel Uribe Angel (1) répondra à ces exigences. Il propose de fonder une ou plusieurs villes, suivant l'étendue du pays, où résideraient seulement les malades.

Nous exposons succinctement les principales conditions qu'elles doivent remplir.

D'abord, on choisira un climat tempéré, dont la température sera la plus régulière possible, et qui contribuera directement à l'amélioration des malades, le

(1) Voir Manuél Uribe Angel, Profilaxia de la lepra. An. de l'Ac. nacional de med. Volume 1". Bogotá, 1893.

terrain devra être sec, et bien arrosé par de nombreux cours d'eau. Les villes devront être établies, s'il est possible, près de la montagne, dans un endroit pittoresque afin de relever par un site agréable l'état moral des malades, il est également désirable qu'elles soient bâties près d'un grand fleuve et au voisinage de sources thermales, surtout de sources sulfureuses.

Les rues et les places doivent être larges et ombragées par des arbres bien choisis, leur donnant aussi l'aspect des boulevards des grandes villes ; les maisons seront confortables, les appartements bien aérés, avec grandes cours et de vastes jardins ; ces maisons seraient occupées par les malades dont l'état n'est pas trop avancé.

Pour ceux qui sont à la dernière période de la maladie, on fera construire un hôpital, loin de la ville, et l'on pourra y soigner aussi les maladies générales dont peuvent être atteints les lépreux. Dans la construction de cet édifice, on mettra en pratique le système des pavillons isolés avec des allées bien larges et des jardins intercalés entre les bâtiments.

Nous laissons de côté les mesures hygiéniques et le régime intérieur de ces établissements, dont l'étude nous entraînerait beaucoup trop loin.

Aux malades riches, on assignerait certaines éten-dues de terrain pour qu'ils puissent construire leurs habitations à leur gré, mais en s'inspirant toujours des règles d'hygiène générale, émanant de la direction générale chargée du régime spécial à chacune de ces villes.

On fera construire également les églises indispen-sables aux cultes différents auxquels appartiennent les malades, des écoles communales pour chaque sexe, quelques promenades publiques, et tout ce qui paraîtra utile pour diminuer autant que possible le triste sort des malheureux lépreux.

Les sexes seront séparés, et une police bien établie s'assurera de l'ordre et de la moralité de la ville. Les hommes et les femmes auront des occupations utiles et agréables (menuiserie, fabrique de chaussures, d'étoffes, de chapeaux, etc., etc.) Mais tous ces produits de l'industrie des lépreux ne pourront être vendus en dehors de la population. Le labourage des champs et des jardins, la culture des fleurs pourront être recommandés.

Au voisinage de la ville on fera bâtir un asile pour les enfants issus de parents lépreux, ils y recevront tous les soins qu'exige leur âge et l'instruction morale et religieuse, car ils devront y être tenus en observation jusqu'à l'âge de la puberté.

On construira aussi dans les environs des bâtiments pour l'administration, pour les ministres des différents cultes, pour les médecins et les pharmaciens, et en général pour tous ceux qui approchent des malades et qui ne sont pas lépreux.

Dans le service municipal, on pourra tirer parti des individus lépreux, dont l'état est peu avancé.

Les villes des lépreux auront aussi des bureaux de poste et de télégraphe, en quantité suffisante, et un bâtiment exclusivement destiné à recevoir les parents des lépreux qui seront autorisés à les voir de temps en temps. Enfin, on fera construire des bâtiments spéciaux pour la désinfection du linge, et des lavoirs sur les plus grands cours d'eau de la ville.

Pour éviter l'évasion des malades, on a été jusqu'à proposer de fortifier la ville. Nous pensons qu'une police bien établie et quelques dispositions légales punissant les déserteurs empêcheraient les évasions. Du reste le but sera atteint, si toutes les autorités du pays viennent ajouter leurs efforts pour reconduire les malades dans ces villes, et surtout en s'organisant de façon que les pauvres lépreux soient attirés par les commodités qu'ils trouveront dans leur morne isolement ; et qu'ils préfèrent les consolations d'une existence paisible et tranquille à leur triste situation au milieu d'une société qui les repousse et qui les fuit, et qui même, comme autrefois, au dire de Zambaco, les attaque et les jette dans les forêts où ils deviennent la proie des bêtes féroces.

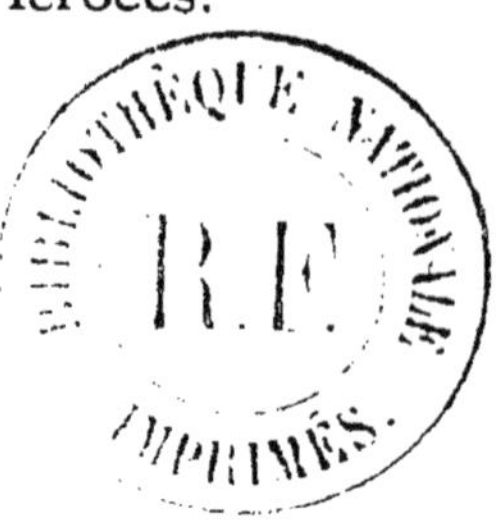

FIN

HAUSER (D^r Ph.), membre de l'Académie royale de médecine de Madrid et de la Société Épidémiologique de Londres. — **Le choléra en Europe depuis son origine jusqu'à nos jours.** Grand In-8 de 550 pages, avec plusieurs cartes et de nombreux tableaux graphiques, prix. . . . . **15 fr.**

Nous ne pouvons mieux faire que citer le jugement porté à cette occasion par la Commission du prix Bréant :

« Quoi que l'on puisse penser des conclusions de cet ouvrage qui, plus d'une fois, vont à l'encontre d'idées assez généralement reçues, on ne saurait méconnaître qu'il s'agit là d'un travail laborieusement et consciencieusement poursuivi, très soigné, rempli de documents précieux et qui devra être consulté par tous les médecins qui auront à s'occuper de l'étiologie et du mode de propagation du choléra. »

LETULLE (D^r). — **Guide pratique des Sciences médicales**, publié sous la direction scientifique du Dr Letulle, professeur agrégé à la Faculté de médecine de Paris, médecin des Hôpitaux. Encyclopédie de poche pour le praticien. Ouvrage in-18 de 1500 pages, cartonné à l'anglaise. **12 fr.**

Nous ne saurions mieux faire pour éclairer le praticien sur la valeur de notre **Guide pratique**, que de reproduire textuellement l'article paru dans le *Bulletin général de thérapeutique.*

Voici ce qui a été dit de notre encyclopédie de poche :

C'est un véritable chef-d'œuvre que ce *Guide pratique des Sciences médicales* qui vient de paraître, car on trouve réuni dans ce petit volume, tout ce qui a trait à la médecine, à la chirurgie, à l'obstétrique. Rien n'est omis : maladies cutanées, électricité médicale, odontalgie, analyse des urines, toxicologie, tout est traité et c'est un véritable tour de force, de la part des auteurs, d'avoir réussi à condenser ainsi les connaissances indispensables de l'art médical.

On est surpris en lisant cet ouvrage, de voir résumés en quelques lignes les symptômes, les complications, le diagnostic et le traitement de chaque malade ; les détails les plus minutieux y ont trouvé place.

La partie thérapeutique est des plus soignée, et, outre les paragraphes spéciaux consacrés au traitement à la fin de la description de toutes les affections, il existe quatre formulaires : 1° un formulaire général extrêmement bien fait ; 2° un formulaire spécial pour les maladies de la peau, renfermant les principales formules des maîtres en dermatologie ; 3° un formulaire spécial pour les maladies des nouveau-nés et des enfants ; 4° un formulaire spécial d'odontologie.

Ce qui caractérise essentiellement ce manuel, c'est que, conçu et exécuté par des jeunes, il est absolument pratique et tout à fait au courant des idées les plus modernes. Aussi est-il appelé, à notre avis, à un grand et légitime succès ; en effet, tout médecin voudra le posséder et sera, comme nous, charmé de trouver réunis dans le même volume tant de documents.

Il nous reste, en terminant, à féliciter chaudement les auteurs et la Société d'éditions scientifiques d'avoir si heureusement mené à bien la tâche difficile qu'ils s'étaient tracée ; ils ont voulu faire œuvre utile, et ils ont grandement réussi.

N. B. — Le *Guide pratique des Sciences médicales*, formant un beau volume cartonné de 1.500 pages, est expédié franco contre un mandat-poste de 12 francs, adressé à M. le directeur de la Société d'éditions scientifiques, 4, rue Antoine-Dubois.

MM. les médecins qui ont acheté le volume de 1891 sont priés de nous demander le supplément de 1892 qui est de *cinq francs.* Ceux qui, au contraire, n'ont encore acheté aucun volume, ont à adresser *dix-sept francs* pour recevoir les deux au complet, c'est-à-dire l'année 1892 et son supplément.

Ce livre remplace avantageusement tous les vade-mecum ou bibliothèques médicales qui dispersent en plusieurs volumes des connaissances parfaitement condensées en lui seul.

Le deuxième Supplément. . . . . 5 fr.

NOTA.— Ce supplément, digne de ses devanciers et restant d'une façon absolue sur le terrain exclusivement pratique contient : la *Bactériologie pratique,* par le Dr NICOLLE, chef au Laboratoire Pasteur ; le *Choléra,* par le Dr Lesage, médecin des hôpitaux, chargé de diverses missions contre les épidémies par le gouvernement français ; les *Accouchements,* par le Dr DEMELIN, accoucheur des hôpitaux ; les *Maladies de l'Estomac,* les *Maladies du Foie,* par le Dr NICOLLE (Charles).

Adresser par conséquent 22 francs pour recevoir tout ce qui est paru du Guide pratique des Sciences médicales depuis sa publication première.

MENDEL (Dr H.), ancien interne des hôpitaux. — **Physiologie et Pathologie de la Respiration nasale,** avec une préface de M. le prof. GARIEL, membre de l'Académie de médecine. Prix . . . . **5 fr.**

Le Dr Mendel étudie l'insuffisance nasale, maladie excessivement répandue. Les troubles causés par cette affection sont très nombreux : les plus importants sont causés par l'insuffisance de l'hématose, cause générale des maladies de la nutrition.

L'auteur cite, à l'appui de ses opinions, plusieurs observations démonstratives, avec examen rhinométrique. Il faut citer encore les expériences que l'auteur a poursuivies à Alfort sur les chevaux et qui lui ont permis d'émettre une opinion sur l'usage des poches gutturales, organes dont on ignore la fonction.

NICOLLE et V. MORAX (les Docteurs). — **Bactériologie clinique,** basée sur l'enseignement de M. le Dr Roux, de l'Institut Pasteur. Cette bactériologie fait partie du supplément au **Guide pratique des Sciences médicales**. Nous le recommandons comme la plus pratique aux chercheurs qui ne possèdent pas le volume. Prix cartonné à l'anglaise . . . . **5 fr.**